Traité
Des Eaux Minérales de Spa.

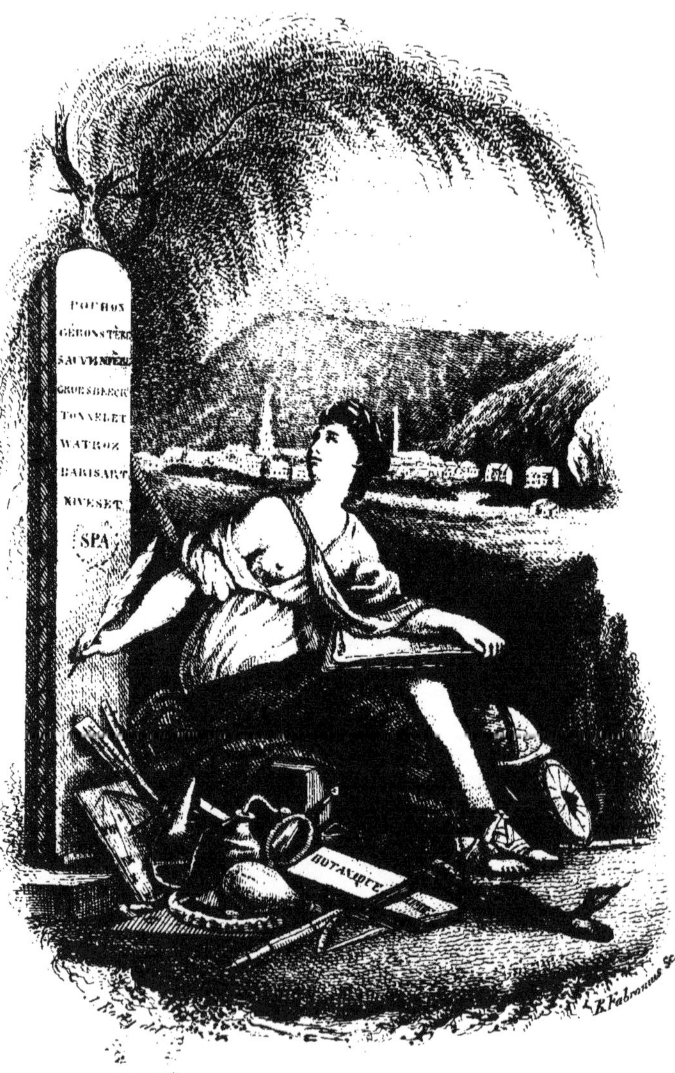
POUHON
GÉRONSTÈRE
GROESBEECK
TONNELET
WATROZ
BARISART
NIVESET
SPA
K Fabronius Sc.

TRAITÉ DES EAUX MINÉRALES DE SPA,

par J. Lezaack,

Docteur en Médecine.

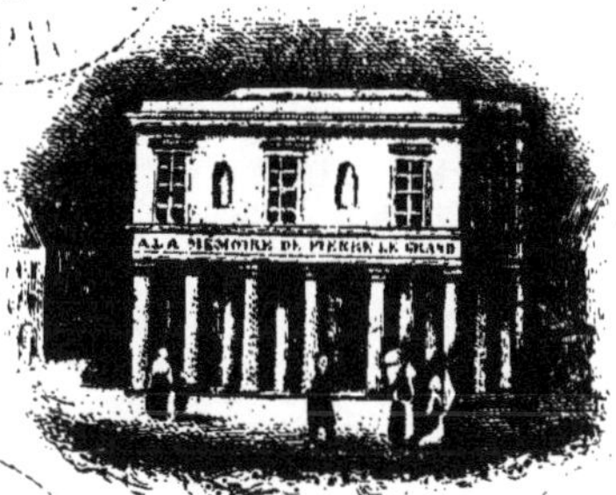

LIEGE

imprimerie de H. Rougier-Duvivier,

Libraire, Outre Meuse, N.° 1137,

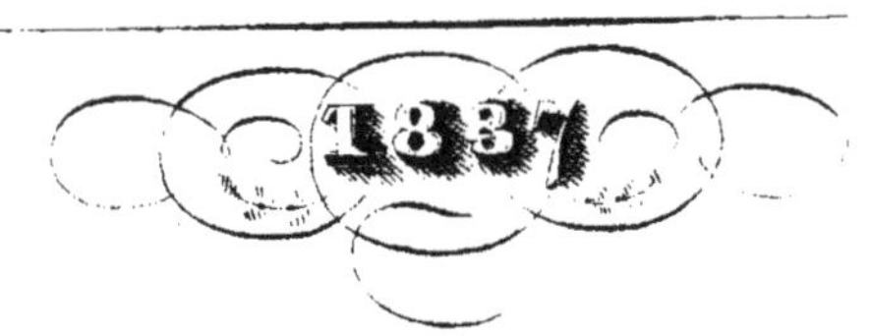

1837

TRAITÉ
DES EAUX MINÉRALES
DE SPA,

PAR L. LEZAACK,

DOCTEUR EN MEDECINE.

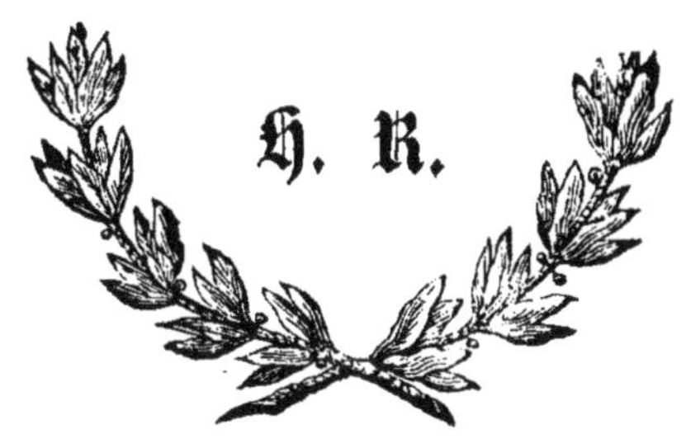

Liége.

IMPRIMERIE DE H. RONGIER-DUVIVIER,
LIBRAIRE, OUTRE-MEUSE, N° 1137.

1837.

Introduction.

On sait avec quel empressement les anciens peuples, et surtout les Grecs et les Romains recherchèrent les fontaines minérales : placées sous la protection de quelque divinité tutélaire, elles n'eurent d'abord pour ornement que des abris rustiques et dignes de la simplicité des hommes de ces premiers âges, jusqu'à ce que les Romains, vainqueurs du monde, les eurent décorées de monuments somptueux, dont les restes portent encore l'empreinte de toute leur grandeur.

Les Gaulois, loin de conserver ces édifices précieux, les laissèrent dépérir, et les chrétiens, tout occupés du salut de leur ame, négligèrent la propreté du corps et le soin de leur santé, pour se vouer uniquement au culte de Dieu.

Sous le règne de Charlemagne les sources minérales reprirent cependant quelque crédit ; mais ce ne fut que sur la fin du quinzième siècle que les médecins s'en occupèrent et firent revivre leur antique célébrité.

Enfin l'analyse chimique et surtout les observations de praticiens distingués sur leurs bons et mauvais effets, fixèrent pour toujours la faveur dont elles jouissent aujourd'hui.

Quant aux eaux de Spa en particulier, il serait superflu de s'occuper ici à prôner leur réputation ; le tribut d'éloges, bien mérité, que les plus célèbres médecins des différentes parties de l'Europe leur ont rendus, après en avoir fait et réitéré l'analyse et l'application, constate assez, ce me semble, les effets salutaires qu'on peut en retirer. Cependant on rencontre encore de nos jours des médecins qui doutent de l'efficacité des eaux minérales : elles ne sont pas assurément une panacée universelle ; mais peut-on nier les avantages précieux qu'elles procurent dans le traitement des maladies chroniques ?

Les chagrins, les peines de l'ame, les violentes agitations de l'esprit, les inquiétudes sur les événements, les excès de travail, les passions, les maladies, sont autant de germes et d'agents qui détruisent l'homme et le conduisent insensiblement au terme fatal. Notre frêle machine ébranlée sans relâche par des secousses internes et externes, exige donc une vigilance continuelle pour entretenir son harmonie et ses ressorts. Le plus léger dérangement y cause des désordres qui souvent entraînent les hommes les plus robustes dans des idées noires et affligeantes, dont l'importunité les rend mécontents d'eux-mêmes et des autres. Ils fuyent le monde, tout leur devient insupportable : l'ame alors isolée n'a qu'une existence insipide ou douloureuse : l'imagination malheureusement féconde, ne semble créer que des objets tristes et rebutants ; on se prête à ses prestiges funèbres, et l'on aime mieux se plaindre de l'avarice de la nature que de provoquer ses largesses.

Alors, après avoir épuisé tous les secours de la pharmacie, un médecin instruit ne doit-il pas indiquer à ces êtres malheureux une source minérale, dont l'action médicamenteuse sur l'économie est d'autant plus salutaire, que les distractions du voyage, le changement d'air, d'habitudes, les charmes d'une société aimable, et mille autres agréments viennent s'unir à ce nouveau remède pour contribuer au succès ?

Je sais qu'il est des personnes qui se décident difficilement à quitter leurs foyers pour se transporter sur une terre qu'elles croyent disgraciée de la nature ; elles se laissent effrayer par le fantôme d'un peuple de malades, dont la tristesse et la langueur ne peuvent qu'aggraver les maux quelles cherchent à guérir. Elles n'aperçoivent l'agrément et l'utile que dans leur sol et leur domesticité. Toute contrée étrangère leur paraît habitée par des hommes bruts et incultes, sans aménité, sans agrément dans le commerce de la vie, sans délicatesse dans le goût ; elles croiraient abréger leurs jours en s'exposant aux ennuis d'une société triste, monotone, accablante.

Mais qu'on parvienne à arracher de telles personnes à la solitude, elles semblent oublier leurs souffrances en jouissant des bienfaits que la nature se plaît à répandre dans ce nouveau climat, comme pour dédommager l'humanité des maux qui l'affligent. Devenues plus gaies, plus sensibles au commerce social, elles ne parlent plus de leurs maux, que comme un navigateur parle des tempêtes qu'il a essuyées. « Elles se trouvent tout-à-coup, dit le docteur » BERTRAND, (1) lancées dans un monde nou- » veau, au milieu d'une foule mouvante, inoc- » cupée, exempte de soins, affranchie d'affai- » res, libre de devoirs, où chacun ne songe » qu'à son rétablissement, et travaille sans s'en » douter, au rétablissement des autres. On se » voit, on s'encourage mutuellement, en s'en- » tretenant de ses maux : il est si doux d'en » parler à qui nous écoute ! et quel autre nous » écouterait avec l'intérêt de celui qui souffre » lui-même? Que les heures qui s'écoulent dans » de pareils entretiens se passent doucement ! » que de douleurs ils calment ! que de tristes » pensées ils détournent ! que de moments d'in- » quiétude et de découragement ils prévien- » nent ! » Et que ne doit-on pas attendre de l'espérance, cette douce et flatteuse consolatrice ; de ce charme puissant qui tempère les chagrins, qui atténue les douleurs par l'espoir

(1) Recherches sur les eaux du Mont-d'Or.

de les voir bientôt finir? Qu'il est doux cet espoir d'une santé meilleure, après de longues souffrances! quelle hilarité, quel baume ne répand-il pas dans une ame attristée? Par lui tous les objets s'embellissent, par lui l'avenir parait une route semée de fleurs où on aime à s'élancer.

Nulle part on ne trouve aussi complètement cette réunion d'avantages qu'à Spa, lorsque la saison des beaux jours y ramène celle des plaisirs, qui, avec l'action bienfaisante du remède qu'on vient y chercher, et la bonne direction dans le régime contribuent si puissamment au rétablissement de la santé.

Avant de terminer cette courte introduction, je donnerai une idée du plan que j'ai suivi dans cet ouvrage.

La topographie et surtout la statistique de Spa font le sujet du premier chapitre; aucun auteur, jusqu'à ce jour, n'avait entrepris ce travail qui doit cependant offrir quelqu'intérèt à ceux qui se proposent d'y séjourner quelque temps, et même aux habitants du lieu dont la plupart ignore la situation des affaires de leur commune.

Au chapitre second, je présente une esquisse

de l'histoire de Spa : quelques notes manuscrites, des faits épars, disséminés dans plus de cent volumes, et quelques anciens documents que le hasard autant que mes recherches ont mis en ma possession, sont les seuls matériaux qui m'ont servi de guide jusqu'à l'érection des salles d'assemblées. Les nombreuses contestations qui s'élévèrent à l'occasion de ces établissements, et qui ne cessèrent qu'à la révolution Liégeoise, arrivée le 18 août 1789, firent éclore une foule de mémoires, tous cependant empreints de part et d'autre de l'esprit de parti de ces temps, et dont j'ai profité pour en extraire avec la plus grande impartialité, les faits les plus intéressants et les plus propres à donner une idée de ces tristes débats, dont les suites furent si funestes au pays de Liége.

Dans le chapitre troisième, je traite des fontaines minérales en particulier ; je décris leur situation, leur histoire, leurs propriétés physiques et chimiques, et je donne le résultat des analyses les plus récentes.

Dans le quatrième, je fais connaître les effets primitifs et secondaires de ces eaux, et les maladies dans lesquelles on les a employées avec le plus de succès.

Dans le cinquième, j'expose le mode d'administration des eaux minérales, et les précautions à prendre avant, pendant et après leur emploi.

Enfin je termine par les amusements de tous genres qu'on trouve à Spa; par quelques notes intéressantes touchant les jeux de hasard, et par une description succincte des endroits les plus remarquables des environs, qui peuvent servir de but de promenades aux étrangers.

En 1827, les eaux minérales de Spa m'avaient fourni le sujet de ma Thèse inaugurale; mais le cadre étroit d'un pareil travail ne me permit guères de lui donner tout le développement que j'aurais désiré. Depuis lors, je n'ai cessé un instant de faire des recherches touchant cet endroit célèbre. J'ose aujourd'hui en présenter le résultat au public. Ce livre étant mon premier essai, je réclame l'indulgence du lecteur, surtout en faveur du motif qui m'a guidé, celui d'être utile à mes concitoyens et aux nombreux étrangers qui honorent chaque saison Spa de leur présence.

TRAITÉ

Des Eaux Minérales de Spa.

CHAPITRE PREMIER.

TOPOGRAPHIE ET STATISTIQUE DE SPA.*

Spa, petite ville de la Belgique, est situé au 23°, 33 de longitude, et au 50°, 29 de latitude septentrional; à 1000 pieds environ au-dessus de l'Océan, et 1200 au-dessous du sommet des hautes fanges; à 9 lieues S. S. O. d'Aix-la-Chapelle; à 8 lieues au S. E. de Liége; à 3 lieues S. de Verviers; 3 N. de Stavelot et 3 N. O. de Malmedy, ville frontière du royaume de Prusse.

* Spa ou Espa signifie fontaine, comme espasier signifie fontainier. V. Dict. du vieux langage, au mot espasier.

Outre les nombreux chemins vicinaux, il y a pour arriver à Spa deux grandes routes. La première qui traverse les hautes fanges, est plantée de chaque côté d'arbres touffus, qui ombragent les voyageurs jusqu'à la Sauvenière, et communique avec Stavelot, Malmedy et Trêves.

La seconde, celle dite de la Vesdre, qui conduit de Liége à Spa, Verviers et Aix-la-Chapelle, est tant sous le rapport de l'entretien que sous celui des beautés pittoresques qu'on y rencontre à chaque pas, une des plus agréables qu'on puisse parcourir. Construite dans une gorge profonde et sinueuse, le long de la rivière de la Vesdre, qui alimente une infinité d'usines et de fabriques, cette route charmante découvre à chaque détour des riants vallons, qui laissent apercevoir au loin des superbes maisons de plaisance, des vieux châteaux et des brillants villages, dont l'industrie remarquable des habitants fait en partie toute la richesse. Les côtés escarpés des montagnes qui en forment les sinuosités, sont partout parsemés d'arbres, de rochers et de précipices, qui contrastent de la manière la plus agréable avec les prairies longues et fleuries qui suivent le cours de la rivière, et dont l'ensemble fait sur le voyageur une impression des plus vives et des plus variées.

A Pepinster, on quitte la route de Liége à Verviers pour prendre un embranchement qui conduit directement à Spa. A un quart de lieue de là, on voit à droite la magnifique propriété de Juslenville. Sa situation avantageuse et l'heureux parti qu'on en a tiré, en ont fait le séjour le plus délicieux. Là, tout est beau, tout est gracieux, chaque pas offre à l'œil ravi de nouvelles beautés. Jardins, prairies, serres, promenades, tout y est soigné avec un goût recherché, et les curieux ne quittent jamais ce lieu enchanteur, sans être surpris d'admiration.

Theux n'offre rien de remarquable : quelques anciens souvenirs : la tradition du pays insinue qu'il fut la résidence des Rois d'Austrasie.

Non loin de ce bourg, à gauche en allant vers Spa, on aperçoit sur le sommet d'un rocher escarpé, les ruines du vieux château de Franchimont. C'est l'antique demeure des Marquis de ce nom. Bâti par les Francs, après qu'ils eurent fait la conquête de la Gaule-Belgique, Charles-le-Simple le donna en présent en 912, au comte Raiginier, prince aussi brave que généreux, et dont la bravoure lui valut le surnom de vaillant : il y fixa sa résidence en 915, et y demeura jusqu'à sa mort arrivée l'an 940.

Le quatrième et dernier marquis, appelé Réginard, homme de la conscience la plus timorée et d'une grande dévotion, surnommé le Pieux, après avoir légué son marquisat à l'Eglise de Liége, mourut sans postérité l'an 1012, pendant le cours d'un voyage en Palestine qu'il avait entrepris pour y visiter les Saints Lieux. C'est dépuis cette époque que les Princes-Evêques de ce pays prirent le titre de Marquis de Franchimont, et que tout le territoire qui en dépendait, fit partie de cette principauté jusqu'à la révolution de 1789, époque où le vieux château servait encore aux assemblées chargées de juger les criminels que l'on y renfermait.

De Franchimont à Spa la route se poursuit offrant partout une succession de vues charmantes, jusqu'au hameau de Marteau où l'on sort de la gorge pour entrer dans une vallée plus large d'où le voyageur impatient aperçoit Spa à la distance d'une petite demi lieue, et à travers l'épais feuillage de très beaux arbres qui bordent de chaque côté une longue avenue, dont une partie sert de promenade aux étrangers.

Spa est entouré de forêts et de montagnes escarpées qui le pressent de toutes parts ; mais surtout du côté du nord, où deux masses saillantes forment une espèce d'amphithéâtre, dont le fond sert d'emplacement à la plus grande partie de la ville. En face, vers le midi, commence à s'élever moins rapidement une montagne dont la crête en plâteau, étendu en forme de croissant, renferme un vaste bassin au fond duquel sont situés Spa et la plus grande partie de ses champs cultivés. Le plus grand diamètre de ce bassin est d'environ deux lieues et demie, et sa circonférence de six lieues.

Le terrain de transition de formation quartzo-schisteuse constitue le fond du sol de la commune de Spa et de ses environs, qui offrent un vaste champ aux recherches des minéralogistes et des géologistes. Les roches qui lui sont subordonnées sont le schiste ardoise, le schiste alumineux, le phyllade pailleté. On y remarque des rochers schisteux d'un noir bleuâtre, à filons quartzeux, des schistes et quartz irisés, du jaspe schisteux, du schiste noir graphique, de l'alumine sulfaté, du poudingue rouge, ou verdâtre, du fer oxide brun fibreux. Une argile plus ou moins compacte recouvre le terrain ardoisier, et forme une couche végétale de 20 à 25 centimètres.

On avait cru avoir découvert, dans certains endroits de cette commune, des mines de houille; mais les travaux n'ayant pu être continués, on y a renoncé. On y exploite des carrières qui fournissent de très bonnes pierres de construction.

Le climat y est sujet à des variations subites. Pendant quelques jours de l'été on y éprouve de très grandes chaleurs, suivies d'orages auxquels succède un temps froid et pluvieux. Néanmoins pendant plusieurs semaines de suite, on peut souvent y jouir de jours sereins et dont la température varie de 18 à 20 dégrés Réaumur, qui est la chaleur moyenne de cette région pendant la plus grande partie de la saison des eaux. En général l'automne est belle; l'hiver presque toujours rigoureux, les hautes fanges étant alors couvertes de neige, et le printemps toujours sous l'influence de l'hiver, y est ordinairement froid.

L'air exempt de toutes émanations malfaisantes y est vif et pur, tous les visages y offrent le coloris de la santé, et l'œil n'y est point choqué par le spectacle effrayant de ces vieillesses prématurées, de ces cadavres ambulants, indice d'un air corrompu. Jamais on n'observe à Spa de ces fièvres malignes qui désolent souvent les villes des environs. Lorsqu'en 1832, le choléra, ce terrible fléau, étendit partout ses ravages, Spa seul en fut épargné, et si à de longs intervalles on y a observé quelques maladies épidémiques, elles s'y sont toujours montrées avec une bénignité qu'elles étaient loin d'avoir ailleurs.

On rencontre à Spa et dans ses alentours une grande quantité de plantes diverses, qui ne peuvent qu'intéresser vivement le botaniste, et la flore de Spa publiée par le savant docteur Lejeune, de Verviers, sera toujours pour l'amateur un guide sûr et facile à consulter.

La principale rivière, qui de l'Est à l'Ouest traverse Spa dans toute sa longueur, est le Wayai, qui prend sa source au village de ce nom, situé à une lieue de la ville, et qui, réuni aux trois ruisseaux qui arrosent la commune, va se jeter dans la Hoigne au pied des ruines du vieux château de Franchimont.

La commune de Spa qui faisait autrefois partie du marquisat de Franchimont, dans le territoire de l'ancienne principauté de Liége, ressort aujourd'hui de la province du même nom, arrondissement de Verviers.

Elle est bornée au N. par Theux ; E. par Sart ; S. par la Gleize et Stoumont ; O. par Reid. Elle contient en superficie 3585 boniers, divisés d'après la nature des propriétés comme suit :

PROPRIÉTÉS COMMUNALES.

	bon.	ares	mètres.
Bois de diverses essences .	1195	66	23
Pâtures, fanges ou bruyères .	745	15	66
Chemins vicinaux et autres, rues, terrains vagues, adjacents aux chemins et ruisseaux. . .	117	62	07

BOIS DOMANIAUX.

Ces bois non vendus sont situés en lieu dit heid de commune poule et bois neuf bois . . .	108	67	00

PROPRIÉTÉS PARTICULIÈRES.

Superficie occupée par les propriétés bâties	40	00	00
Bois	466	75	00
Fanges et vaines pâtures . .	82	00	00
Prés de trois classes	90	00	00
Terres labourables de cinq classes	739	14	04
Total	3585	00	00

TABLEAU indiquant le revenu annuel et la valeur vénale par bonier, de chaque classe de terres labourables, prés et bois.

DÉSIGNATION DES TERRES ET LEUR CLASSEMENT.	REVENU ANNUEL, OU VALEUR LOCATIVE.	REVENU MOYEN DES CLASSES RÉUNIES.	VALEUR VÉNALE, PAR BONIER.	VALEUR VÉNALE ET MOYENNE DES CLASSES RÉUNIES.
Terres labourables.				
1re classe.	F. 85	F. 59	F. 2300	F. 1454
2me id.	» 75		» 1600	
3me id.	» 65		» 1375	
4me id.	» 40		» 1145	
5me id.	» 30		» 850	
Prés.				
1re classe.	F. 100	F. 83 33	F. 2865	F. 2088 33
2me id.	» 85		» 2300	
3me id.	» 65		» 1100	

BOIS par l'aménagement de 18 ans, par Bonier.

CLASSES.	REVENU AU BOUT DE 18 ANS.	RAPPORT ANNUEL DES 3 CLASSES RÉUNIES.	FRAIS DE SURVEILLANCE ET CONTRIBUTIONS PAR ANNÉE.	REVENU NET ANNUEL PAR BONIER.	VALEUR VÉNALE, PAR BONIER.	VALEUR MOYENNE PAR BONIER.
1re.	F. 200				F. 680	
2me.	» 120	F. 6,85	F. 1,50	F 5,35	» 415	F. 456,66
3me.	» 50				» 275	

La nature du sol partout hérissé de montagnes, et la longueur des hivers rendus très-froids par le vent de Nord-Ouest qui y règne pendant six mois de l'année, favorissent peu les travaux de la culture. Cependant à force de travail et d'engrais, on parvient à en arracher quelques productions : on y récolte des pommes de terre, du froment, du seigle, de l'épautre, de l'avoine, de l'orge et du fourrage suffisant pour la nourriture des bestiaux de la commune. On y compte à-peu-près 200 chevaux; 120 bœufs; 700 vaches et génisses; 800 bêtes à laine; 25 chèvres; 150 porcs, et 150 ruches dont les abeilles peuvent toujours recueillir une ample provision parmi les bruyères qui recouvrent les fanges.

On cultive à Spa et dans ses environs des légumes et des fruits excellents; mais en quantité insuffisante pour la consommation, surtout pendant la saison. Des femmes qu'on nomme botteresses se chargent d'en apporter de Liége plusieurs fois par semaine et à des prix modérés, plus qu'il n'en faut pour l'approvisionnement ordinaire, ainsi que la volaille, le poisson et autres denrées.

Les environs de Spa fournissent de la viande de boucherie et surtout du mouton délicieux; du gibier, comme lièvres, chevreuils, perdrix ; gélinottes, et plus rarement du sanglier et des coqs des bruyères. On pêche dans les rivières des truites, des anguilles, des écrevisses et autres espèces de poissons.

Le beurre et le laitage en général sont excellents à Spa. Le pain est de la meilleure qualité. L'eau qui sert de boisson ordinaire et aux usages domestiques, est d'une pureté remarquable ; la bière y est très bonne et très saine, et les marchands de vins, de liqueurs et d'épiceries sont toujours fournis de tout ce qu'il y a de mieux et de plus recherché.

Les productions forestières consistent en bois taillis, essence de chênes, bouleaux, hêtres et peu de futaie.

On consomme pour chauffage une quantité considérable de tourbes, et surtout de la houille qu'on fait venir de Liége, au prix ordinaire de soixante centimes la mesure pesant 25 kilogrammes.

En général Spa est bien bâti ; les rues y sont larges, et les maisons d'une belle architecture, peintes de couleur claire et variée, font pressentir cette propreté qui les distingue dans leur intérieur. La distribution des appartements est commode et facile, et le mobilier sans être partout d'un goût moderne, ne laisse cependant rien à désirer. Toutes les maisons, dont le nombre est aujourd'hui de 455, portent le titre d'hôtel, ce qui indique assez qu'elles sont presque toutes garnies pour l'usage des étrangers.

Comme auberges, les hôtels d'Yorck, d'Orange, de Flandres et des Pays-Bas, seraient classés, même dans les plus grandes villes, parmi les hôtels de premier rang. La cuisine y est délicieuse et les mets recherchés, les vins exquis, et sous tous les rapports la complaisance des maîtres et les soins empressés des domestiques sont portés à l'excès. On y trouve de bons chevaux et des voitures élégantes qu'on peut louer à la course ou à la journée.

Le prix ordinaire pour une voiture à la journée est de 15 frs; pour un cabriolet 10 frs, et pour un cheval 5 frs. Le prix de la course pour une voiture 6 frs, pour un cabriolet 4 frs, et pour un cheval 3 frs.

Entre les places publiques, on distingue la place Royale entourée d'arbres et située au pied de la montagne d'Annette et Lubin, haute de 237 pieds au dessus de son niveau, et dont la situation agréable fait que vers le soir, elle est le rendez-vous ordinaire de la belle et brillante société. Elle communique avec lapromenade de sept heures et l'Allée de Marteau , dont les arbres hauts et majestueux entrelacent leur épais feuillage en forme de berceau, et abritent à toutes les heures du jour les promeneurs contre les rayons brûlants du soleil.

Ceux qui aiment le silence des bois et le doux ramage des oiseaux ; qui se plaisent à admirer la naissante aurore et le lever paisible du soleil , doivent porter leurs pas vers les promenades dont sont sillonnées les montagnes qui dominent Spa : c'est là que livrés au calme de la solitude , ils pourront recueillir les douces impressions que feront naître dans leur ame , les objets champêtres dont ils seront entourés, ou bien , qu'ils pourront repaître leur vue des beautés que leur offrira le paysage le plus varié.

Les édifices publics qui appartiennent à la commune n'offrent absolument rien de remarquable. La maison de ville trop mesquine pour l'endroit ; l'église trop négligée dans ses embellissements , et cela , faute de ressources ; le monument du Pouhon d'une architecture trop massive, et l'Hôtel des Bains dont on n'a pu masquer la première destination , et dont tout l'ensemble respire d'ailleurs le mauvais goût , sont des édifices qui donneraient de Spa une bien mauvaise idée, si je n'avais à signaler les superbes bâtiments de la Redoute, du Waux-Hall et la salle Lévoz.

« Ces beaux édifices, dit de Feller (*), font
» un effet tout particulier au milieu de ces
» montagnes sourcilleuses et sauvages. Le ciseau
» farouche de la nature contraste d'une manière
» piquante avec l'élégance des arts, et cette
» magnificence qui semble déplacée et prodiguée,
» reçoit de cette situation singulière un nouvel
» éclat et un nouveau prix. »

Le bâtiment de la Redoute serait admiré dans les plus grandes villes de l'Europe. Il contient outre le théâtre deux grandes salles, dont l'une toute chargée de dorure, soutenue tout à l'entour par des colonnes, et ouverte par le haut à la polonaise, est d'un effet charmant pour les bals et les assemblées du soir.

Le théâtre est assez beau, assez vaste pour soutenir l'éclat et l'illusion d'une représentation dramatique; mais rarement la troupe de comédiens qui l'occupe, est-elle digne de jouer devant une assemblée souvent très-éclairée et toujours composée d'une partie de la meilleure société de l'Europe.

(*) Itinéraire ou voyages en diverses parties de l'Europe.

Le Waux-Hall qui est à quelque distance de la ville, est encore un très-beau bâtiment ; c'est le mieux situé pour la salubrité de l'air et pour la vue charmante dont on y jouit. Le salon principal est d'une architecture élégante et noble, ainsi que tout l'ensemble de ce beau bàtiment.

La maison Lévoz est un bâtiment non achevé; le grand salon est magnifique, et plus vaste que ceux de la Redoute et du Waux-Hall ; on y admire surtout la hardiesse du plafond et l'extrême simplicité de son achitecture. Tout le bâtiment est entouré, comme le Waux-Hall , d'un jardin anglais, qui ne fait qu'ajouter à l'agrément et aux charmes de ce bel édifice.

Pour complèter la topographie de Spa , qu'il me soit permis de transcrire ici, en forme de résumé, ce qu'a dit un homme supérieur, J. N. Bassenge, en parlant de ce rendez-vous célèbre. « Spa n'est » point une commune ordinaire : il appartient à » l'Europe, il appartient à l'humanité. Ainsi le » voulut la nature en le gratifiant des plus » riches dons; en déposant, en multipliant dans » son sein ces sources bienfaisantes qui appellent » toutes les nations et produisent des effets si » heureux, si renommés, en donnant à Spa un

» site charmant, romantique, au bout de cette
» belle vallée qui s'étend du bourg de Theux,
» sous les ruines du vieux châtel de Franchi-
» mont, jusqu'au point où Spa est situé, et
» forme la plus agréable, la plus brillante avenue,
» sur le bord d'une petite rivière bien claire,
» bien limpide, qui arrose en murmurant de
» riantes prairies et les plus agrestes solitudes,
» où chantent des milliers d'oiseaux. Cette jolie
» rivière reçoit à chaque pas les eaux des fon-
» taines qu'on voit s'élancer en cascadelles des
» collines qui la bordent et l'ombragent d'un
» rideau mouvant de la plus fraîche verdure.
» Non, je ne connais pas de promenade plus
» attachante, de lieu plus inspirateur, plus fait
» pour les douces rêveries. C'est l'asyle de la
» quiétude, de la méditation; et rien de plus
» piquant que la sensation qu'on éprouve lors-
» qu'en arrivant à la fin de cette tempé, on
» voit tout-à-coup le vallon s'élargir et présenter
» au pied des montagnes et des rochers sauvages
» une ville brillante, réunissant tout ce que le
» luxe, les plaisirs, les arts des plus grandes
» cités offrent de pompeux et d'attrayant. On
» est tout-à-coup dans un autre monde : c'est
» là Spa. L'air pur et vif des monts qui l'en-

» tourent y entretient une salubrité inaltérable; » et de leurs élévations se découvrent à l'œil » enchanté ces points de vue, ces paysages tantôt » doux et gracieux, tantôt sévères et sauvages, » toujours variés, toujours ravissans; ces rochers » si fortement empreints d'une couleur purpu- » rine, qu'à l'aspect du soleil ils semblent » étinceler d'or; coup d'œil unique au milieu » des masses d'arbres qui les couronnent; tableaux » dignes d'exercer les pinceaux des plus grands » maîtres. »

Spa est chef-lieu de canton ; celui-ci est formé des communes de Spa, Theux, Reid, Sart, Polleur, Ensival, Lambermont, Cornesse et Weignez.

Il y a à Spa une justice de paix; une caserne où sont logés quatre gendarmes et un maréchal-des-logis; un bureau d'enrégistrement; un percepteur des contributions; un contrôleur des douanes avec sa brigade; une direction de postes aux lettres; un relais de postes aux chevaux, et deux bureaux de diligences, dont les arrivées et départs ont lieu deux fois par jour, et qui correspondent avec Liége, Verviers, Aix-la-Chapelle, Stavelot et Malmedy.

Au commencement du quinzième siècle, dès que Spa se fut constitué en commune, on y établit une cour de justice, composée d'un mayeur, sept échevins, et un greffier. Deux bourgmestres, deux commissaires, sept conseillers, un secrétaire et le corps des notables, composé de sept membres, et qui devait être convoqué chaque fois qu'il s'agissait d'affaires extraordinaires, formaient alors toute l'administration.

Aujourd'hui, dépuis la promulgation de la nouvelle loi communale, l'administration est composée d'un bourgmestre, deux échevins, huit conseillers et un secrétaire.

Ce n'est pas chose facile que de bien administrer la commune de Spa; les critiques y sont nombreux, et chaque saison le nombre en est grossi de cette foule d'hommes oisifs qui font métier de censurer tout ce qui n'est pas de leur goût, et en rapport avec leur humeur capricieuse. L'étranger doit nécessairement se défier des récits mensongers qu'on ne manque pas de lui faire touchant les différentes branches de l'administration, et c'est précisément ce qui m'engage à entrer dans quelques détails, principalement touchant leurs revenus et la manière de les administrer.

D'abord le revenu territorial de toute la commune de Spa est évalué, comme base de la contribution foncière, à frs. 120,704,60.

La recette du trésor est pour la contribution foncière de frs. 14,520,70; personnelle, 8,967,77; patentes, 1,637,45. Ensemble 25,125,92, pour toute la commune.

La recette annuelle et moyenne du bureau de l'enrégistrement, pour toutes les communes du canton, est de frs. 54,000.

Les revenus annuels de la commune de Spa en particulier, sont de 25 à 26,000 francs : ils proviennent de l'octroi municipal ; de la vente des coupes de bois, litières et genêts ; du droit à percevoir sur l'expédition de chaque bouteille d'eau du Pouhon ; des locations des fontaines minérales, de l'hôtel des Bains, des terrains à essarter, de la carrière de pierres à bâtir et de la chasse ; plus du produit des amendes de police et des centimes additionnels aux contributions ; enfin de la rentrée des rentes dues à la commune.

La dépense absorbe toujours la recette : après déduction des frais administratifs et le payement des rentes, le reste doit être employé, d'après l'arrêté du 9 mars 1820, d'abord à l'extinction de la dette exigible, et plus tard au remboursement de la dette constituée.

Le principal des créances dues à la commune,

y compris l'indemnité à réclamer du gouvernement pour la levée de la Sauvenière, s'élève à fr. 80,528,28.

L'intérêt de la dette constituée due par la commune est de frs. 7,008, 85, annuellement, et par suite du tirage annuel des billets de change, la dette exigible, ne portant pas intérêt, se trouve aujourd'hui réduite à frs. 34,356, 87.

Sous le gouvernement précédent, il y avait à Spa une direction de police. En 1830, ces sinécures ayant été supprimés par toute la Belgique, la police fut de nouveau confiée entièrement aux soins de l'administration communale.

En général les affaires de police marchent à Spa avec régularité, sans bruit et sans tracasseries pour les bourgeois et pour les étrangers, qui doivent néanmoins prendre garde d'avoir leurs passeports en règle, vu que Spa étant une ville frontière, il arrive souvent que la gendarmerie reçoit à cet égard des ordres sévères.

Les incendies dont Spa n'a malheureusement éprouvé que trop souvent les funestes effets, ont dû nécessairement fixer l'attention toute particulière de l'administration. On a établi une compagnie de pompiers composée de vingt hommes, et d'un chef qui a sous sa surveillance spéciale, quatre pompes appartenant à la commune, plus une de la Redoute et une du Waux-Hall; deux arrosoirs en cuivre, 108 seaux en cuirs et 48 en osiers; des échelles, des haches et des crochets en quantité suffisante pour les besoins. En cas de malheur, ce service se fait assez bien, sans confusion, et des hommes des plus intrépides savent toujours agir avec une hardiesse et une dextérité qui seraient toujours couronnées de succès, si malheureusement on ne rencontrait encore dans certains quartiers de la ville, des toitures en paille, qui semblent ne résister au temps que pour servir à propager l'incendie.

Il y a vingt ans, l'instruction primaire était à Spa, on ne peut plus négligée : c'était pitoyable de voir des enfants qui avaient fréquenté les écoles pendant nombre d'années, en sortir sans savoir ni lire ni écrire. Aujourd'hui, grâce à l'heureuse impulsion donnée partout à l'instruction de la jeunesse, les écoles sont à Spa dans l'état le plus satisfaisant.

Outre les écoles primaires, il y a encore à

Spa une fondation pieuse établie par testament en date du 9 octobre 1732, par M. François de Sclessin, échevin de la communauté. D'après l'intention du testateur, deux prêtres doivent y enseigner gratuitement les quatre premières règles de l'arithmétique et la langue latine jusqu'à la syntaxe.

Par suite des circonstances, les revenus de cette fondation avaient considérablement diminué, et jusqu'à ce jour on n'avait pu y entretenir qu'un seul prêtre au gage annuel de 900 frs., outre les émoluments attachés à cette place comme vicaire de la paroisse.

Dépuis quelques années plusieurs révendications ont eu lieu, et les revenus sont aujourd'hui d'environ 2,000 francs. Aussi l'intention des administrateurs est-elle de donner à cette école une extension qui recevra l'assentiment général des habitants de la commune.

L'étranger qui ne fait qu'un court séjour à Spa, ne se douterait guères que la pauvreté a pu pénétrer dans ce lieu, où tous semblent vivre dans l'aisance, et où on ne rencontre jamais de ces indigents en lambeaux, de ces êtres à figure hideuse, qu'on trouve partout ailleurs. Néanmoins la longueur et surtout les rigueurs de l'hiver forcent bien des ménages à recourir à la bienfaisance, dans une ville où jusqu'à ce jour la plupart des habitants n'avaient d'autres ressources que ce qu'ils pouvaient amasser pendant la saison.

Grâce à la philantropie de M. John Cockerill, qui vient d'établir à Spa des fabriques que je ferai bientôt connaître dans tous leurs détails, le nombre des pauvres inscrits, qui en 1836, étaient de 243, est déjà notablement diminué; tous volent déposer leur misère dans les ateliers de leur bienfaiteur, et c'est avec une entière satisfaction, mêlée de la plus vive reconnaissance pour ce grand industriel, que les habitants de Spa verront insensiblement disparaître des listes du bureau de bienfaisance, les noms d'une foule de familles honnêtes, qu'un besoin pressant pouvait seul porter à recourir à cette dernière ressource.

Aujourd'hui le nombre des pauvres est d'environ 200, et leur dotation, outre les recettes extraordinaires et imprévues, est de frs. 2,109, 54, annuellement, somme trop petite sans doute, quand on considère que la classe indigente est bien plus souvent exposée aux maladies longues et difficiles à guérir, et que c'est le bureau de bienfaisance qui doit en supporter tous les frais.

Ce fut en quelque sorte pour dégréver ce bureau d'une dépense qui n'est pas en rapport avec ses revenus, que feu le docteur Charles Hanster conçut l'heureuse idée d'ouvrir le 3 juillet 1819, une souscription pour fonder un hopital dont les principaux souscripteurs furent :

	Frs. cent.
1° S. M. le Roi des Pays-Bas pour	2116 40
2° L. A. R. et I. le Prince et la Princesse d'Orange	2000 00
3° Lord Bristol	3000 00
4° Ch. Hanster, Dr. en méd . . .	6000 00
5° J. Taziaux, curé de Spa . . .	500 00
6° G. Culot, banquier	500 00
6° La dame veuve Dechesne-Hövelmann	1400 00

etc. etc.

En 1820, l'administration provisoire pouvant disposer, par suite de ces souscriptions, d'une somme de frs. 21,000, acheta un emplacement convenable pour y construire un bâtiment, qui coûta avec les prairies et jardins, environ frs. 22,000.

En 1825, après la mort du docteur Hanster qui légua une partie de sa fortune à l'hopital qui porte son nom, le revenu annuel de cet établissement était de frs. 950, non compris le produit éventuel de la maison enseignée du cornet.

Par arrêté du 14 mai 1830, S. M. le Roi des Pays-Bas fit verser dans la caisse de l'hôpital St-Charles, le restant des fonds des incendiés de 1807, qui n'avaient pas reconstruit leurs maisons; cette somme s'élevait à frs. 10,373.

Au premier janvier 1836, le revenu annuel de l'établissement était de frs. 1,950, toujours non compris le produit de la maison enseignée du cornet. Dans le cours de l'année, cette dotation a été grossie d'une somme d'environ frs. 6000, léguée par M. le curé Taziaux au dit hopital : de sorte que le revenu total peut être évalué maintenant à frs. 2250.

Les charges ordinaires, telles que contributions, entretien du bâtiment, rentes viagères aux domestiques de M. Hanster, etc, s'élèvent à-peu-près à frs. 600 annuellement : les revenus se trouvent ainsi réduits à frs. 1590 , et ne pourraient par conséquent suffire à la dépense qu'occasionnerait nécessairement un tel établissement, si la maison enseignée du cornet, provisoirement vendue pour frs. 16,000 , n'allait après la vente définitive en augmenter les revenus, de manière à pouvoir au moins y admettre quelques vieillards.

Un curé et deux vicaires constituent tout le clergé de Spa. La cure est primaire, et le curé qui prend le titre de doyen , a l'inspection de toutes les cures du canton.

Outre les recettes extraordinaires , le revenu annuel de l'église , qui est dédiée à notre Dame et à St.-Remacle, est d'environ frs. 1400 , qui peuvent à peine suffire à son entretien. Le curé outre son traitement du gouvernement, tire ses honoraires des émoluments de chaque jour, et du produit des rentes , assez nombreuses , affectées aux anniversaires.

Pendant la saison , les étrangers trouvent à Spa un pasteur protestant et un ministre anglican, qui font tous les dimanches , l'un dans une salle de l'ancien couvent des Capucins, l'autre au Waux-Hall , le service de leurs cultes.

Lorsqu'en 1782 , le cimetière, qui alors entourait l'église, fut transféré hors de la ville, le magistrat prenant en considération le concours des différentes nations qui séjournent chaque année plus ou moins long-temps à Spa, y annexa un cimetière particulier et des caveaux pour les réformés.

Avant sa mort, M. William Cockerill fit construire à ses frais dans le même endroit une chapelle avec des caveaux destinés à recevoir sa dépouille mortelle et celle de ses descendants.

Les habitants de Spa sont honnêtes, affables et complaisants à l'égard des étrangers; leurs mœurs sont douces et faciles, et semblent formées sur les exemples des grands qui viennent chaque saison les visiter. Ils ont pour les personnages de haut rang qui les accueillent avec bienveillance, des manières respectueuses et polies; tandis qu'excessivement jaloux de leurs droits, ils s'aigrissent aisément contre les mauvais traitements.

La religion catholique est la seule qu'ils professent; d'une dévotion non outrée, ils remplissent assez bien et sans contrainte leurs devoirs religieux.

Le wallon est le langage ordinaire des habitants de la commune de Spa; tous néanmoins parlent, lisent et écrivent le français, qui est généralement usité.

La population de la commune de Spa, qui en 1762, était seulement de 1515 habitants, est aujourd'hui de 3625.

Il est facile de se rendre compte de cette augmentation de population, quand on sait, par ex: que, de 1821 inclus 1830, il y a eu 740 décès, qui se trouvent compensés par 741 naissances qui ont eu lieu de 1830 inclus 1835.

Il naît dans la commune de Spa à peu près autant de garçons que de filles; il en est de même des décès, la différence est presque nulle.

Le nombre moyen des naissances des individus des deux sexes est annuellement de 123; celui des décès de 74, et celui des mariages de 24.

Le tableau qui se trouve à la page suivante donnera une idée de la différence qu'on remarque entre les décès à divers âges, pendant une période de 10 années.

ANNÉES.	DE L'AGE DE												TOTAL DES DÉCÈS PAR ANNÉE.
	0 à 2	2 à 5	DE 5 A 10	DE 10 A 20	DE 20 A 30	DE 30 A 40	DE 40 A 50	DE 50 A 60	DE 60 A 70	DE 70 A 80	DE 80 A 90	DE 90 A 95	
1821	19	8	1	2	5	7	3	7	8	7	3	»	70
1822	14	3	2	3	6	9	5	8	8	7	5	»	70
1823	17	4	2	2	3	3	4	9	10	8	1	»	63
1824	18	2	3	3	5	5	4	10	6	14	2	1	73
1825	21	7	2	3	3	5	3	12	11	9	5	»	81
1826	27	7	3	1	2	8	6	6	6	11	4	»	81
1827	17	5	1	1	4	3	4	7	9	8	»	»	59
1828	31	8	»	»	3	5	4	5	7	8	5	»	76
1829	24	11	1	3	8	6	7	8	9	15	5	1	98
1830	17	5	3	6	3	4	4	5	5	13	3	1	69
TOTAUX.	205	60	18	24	42	55	44	77	79	100	33	3	740

On a observé que les lieux élevés nourrissent plus de vieillards et surtout d'hommes très âgés, que les endroits bas. La commune de Spa où l'on rencontre communément des individus qui ont atteint l'âge de 90 ans et plus, en est encore un exemple. Cependant il ne faut pas en conclure que cet endroit soit pour cela plus favorable à la durée de l'existence. On a vu que la température y est très inégale, et que les alternatives de froid et de chaud y sont très rapides ; or un pareil changement, lorsqu'il se fait d'une manière trop prompte, a toujours été regardé comme très contraire à la vie.

Jusqu'à ce jour on n'avait pas pensé à calculer la durée de la vie moyenne dans la commune de Spa. J'ai donc cru devoir m'en occuper. J'ai pris pour base de mon calcul, l'âge de tous les individus morts de 1821 inclus 1830, et dont on a vu le nombre s'élever à 740, ayant véçu tous ensemble 26,002 ans, 8 mois, 2 jours. J'ai trouvé que la durée de la vie moyenne est de 35 ans, 1 mois, 19 jours, 22 heures.

On voit qu'elle approche beaucoup de celle de France qui est de 36 ans; mais elle est encore bien éloignée de celle de l'Angleterre, du Danemarck, de la Suède et de la Norwège, où l'on dit qu'elle est de 45 ans.

Le nombre d'électeurs pour la commune de Spa est de quatre-vingt trois, et le cens électoral de frs. 63, 49. Avant la révolution de 1789, le cens était de 90 centimes, et pour être du corps des notables, il suffisait de payer frs. 2, 40, en contributions foncières, tant les impositions étaient peu considérables.

Le nombre total des gardes civiques de la commune de Spa est de 487 répartis comme suit : 55 pour le premier ban ; 126 pour le deuxième, et 306 pour le troisième.

Le nombre moyen des miliciens qui concourent au tirage annuel est de 45, et celui des hommes à fournir est de 10.

Il n'y a pas de doute que l'agriculture fut la première et long-temps la seule occupation des habitants de Spa. Avant l'établissement de Collin Leloup, de Bréda, il est vrai que ses fontaines minérales jouissaient déjà d'une certaine vogue ; mais on ne voit nulle part qu'à cette époque ils eussent ni industrie ni commerce remarquables. Ce nouvel hôte fut donc le premier industriel qui vint se fixer dans cette ville naissante ; il y établit des forges dans plusieurs endroits, et y donna ainsi le premier élan de l'industrie et du commerce.

On ignore complètement pourquoi par la suite ces forges cessèrent d'être mises en activité : peut-être furent-elles comprises dans la dévastation générale du marquisat de Franchimont ordonnée en 1468 par Charles-le-Téméraire, duc de Bourgogne ; mais quoiqu'il en soit, ce ne fut qu'au commencement du 18e siècle, que le concours brillant d'étrangers qui n'avaient discontinué de visiter Spa chaque année, y fit naître le goût des arts, et l'on verra dans la partie historique que plusieurs artistes s'y distinguèrent successivement jusqu'à la révolution de 1789, dont les secousses politiques y apportèrent des entraves qui ne cessèrent qu'en 1815, où le changement si inattendu qui s'opéra dans les affaires de l'Europe, y ramena avec la paix cette noble émulation, qui a formé dépuis tant de jeunes artistes distingués dans la peinture, occupation favorite de la majeure partie des habitants de Spa, et parmi lesquels je citerai volontiers Mrs. J. Body, pour la peinture à l'huile et le dessin ; P. Gernay et H. Jehin, pour les fleurs ; Louis, Émile et Aristide Misson, pour les figures et les paysages ; H. P. Marin et H. Hans, qui à force de recherches ont retrouvé le secret, perdu dépuis longues années, du vieux laque ou goût de la chine, à plat et en relief, sur fonds de diverses couleurs, en bronze, or et argent.

Il n'y a personne qui n'ait vu et admiré ces jolies boîtes, peintes et vernies, en bois blanc et gris, de formes si élégantes, si légères, et si recherchées par les étrangers qui visitent les brillants magasins ouverts pendant la saison, et dont on expédie en outre une quantité considérable dans toutes les parties de l'Europe, et surtout à Paris, en Hollande et en Allemagne, et même en Amérique par l'entremise des armuriers de Liége, qui se chargent de les faire parvenir à destination.

On évalue à frs. 70,000, la valeur des expéditions annuelles pour le commerce, et à frs. 45,000, la vente sur les lieux en temps de saison; ensemble frs. 115,000, dont 110,000, restent aux fabricants et ouvriers attachés à leurs fabriques, la plus grande dépense étant en main d'œuvre.

Le magnifique établissement que M. John Cockerill vient de fonder tout récemment au grand-hôtel, est sans contredit ce qu'il y a aujourd'hui de plus curieux et de plus remarquable à Spa. Ce bel édifice, autrefois le Palais des Rois, était abandonné depuis six ans, tout y dépérissait, lorsque M. Cockerill eut l'heureuse idée de l'utiliser pour le bonheur des habitants de Spa.

On y remarque d'abord une fabrique de cardes, montée d'après le dernier système anglais, qui comprend en elle seule cent machines de différents genres activées par une machine à vapeur de la force de dix chevaux.

Le produit de cette fabrique en ouvrages bruts et finis, est par semaine de 3500 pieds de rubans, et de 450 plaques de cardes de toutes dimensions pour le cardage des laines et coton.

On y fabrique aussi des cardes en fil de laiton, pour carder les grosses couvertures de laine, et des cardes à pointes d'aiguilles et autres pour carder le lin, etc., etc.

La consommation en matières premières est par semaine de 100 dos de cuir qu'on fait venir des principales tanneries de Liége, et de 300 bottes fil de fer qu'on reçoit directement des premières fabriques à tréfileries de France ; le tout pour une valeur de frs. 3500.

Dans l'intérieur de cette fabrique sont occupés 50 ouvriers tant hommes que filles et garçons ; et à l'extérieur 150 enfants de Spa et des villages environnants.

Le payement de ceux de l'intérieur s'élève à

frs. 1000 , et de ceux de l'extérieur à 900 ; ensemble 1900 frs. de dépense en main d'œuvre par quinzaine.

La fabrique de broches aussi établie au grand hôtel , est la seule en Belgique qui réunit en elle la fabricatiou de tous les genres de broches et ailettes propres à servir aux filatures des laines peignées , laines , coton et lin. Elle est activée par une machine à vapeur de la force de vingt chevaux. On y fabrique régulièrement par semaine 4,000 broches avec les ailettes nécessaires.

Cette fabrique occupe 50 ouvriers tant hommes que garçons, et dont le payement s'élève par quinzaine à 1000 ou 1200 frs.

M. Cockerill a établi en outre dans les bâtiments de sa belle propriété de Marteau , une tisseranderie, dans l'unique but de former des ouvriers pour un établissement plus vaste qu'il se propose encore de créer à Spa. On y tisse maintenant des étoffes de coton, toiles et laines, 30 à 40 ouvriers y sont employés, et leur salaire par quinzaine se monte à 225 frs.

Il y a de plus à Spa , quatre tanneries, et trois moulins à farine mus par eau, à l'usage des habitants de la commune.

L'expédition des bouteilles d'eau minérale du

Pouhon était autrefois une branche de commerce considérable. Dès 1580, on avait commencé à en envoyer à l'étranger. Ces envois s'étaient tellement accrus, que vers la fin du siècle dernier, on en expédiait jusqu'à 110,000 bouteilles. Aujourd'hui qu'on trouve partout des établissements d'eaux minérales artificielles, ce commerce a bien diminué ; les expéditions ne dépassent guères 15,000 bouteilles, qui coûte chacune, prise sur les lieux, et y compris le droit de la ville, 50 centimes.

Le loyer des hôtels garnis est encore d'un grand rapport pour les habitants de Spa ; mais il est difficile de l'évaluer d'une manière même approximative : cet objet rentre dans la dépense générale des étrangers pendant toute une saison.

Une personne seule peut facilement être bien nourrie et logée à Spa, au prix de dix francs par jour, et cette dépense diminue en raison du nombre de personnes qui composent une famille.

Avant la révolution de 1789, bien que le nombre d'étrangers fut loin d'être aussi considérable qu'aujourd'hui, la somme qu'on dépensait à Spa chaque saison, devait être énorme, si l'on considère que le Duc et la Duchesse d'Orléans, qui y vinrent en 1787, avec toute leur famille et une suite nombreuse, y dépensèrent seuls un million de livres.

Après les événements de 1815, l'affluence d'étrangers qui visitèrent Spa, fut si considérable, qu'on eut souvent peine à les loger. Presque tous les souverains de l'Europe honorèrent cet endroit célèbre de leur présence; tous les jours étaient des jours de fêtes : aussi la dépense dans ces années est incalculable, et elle dut dépasser plusieurs millions de francs.

Depuis la révolution de 1830, le nombre d'étrangers venus à Spa n'a certainement pas diminué; il est annuellement d'environ 2,000; mais chacun y vit avec économie; les jours de fêtes y sont rares, et d'après les données les plus justes, la dépense totale dans ces dernières années, ne peut être évaluée à plus de 400,000 francs.

Les jeux de hasard ont toujours piqué la curiosité des étrangers et même des bourgeois de Spa. Autrefois tout ce qui s'y rattachait, était un mystère qu'on pénétrait difficilement, tant était grande la discrétion des actionnaires des maisons privilégiées, la Redoute et le Waux-Hall. Cette manière d'agir en fit plus d'une fois exagérer les bénéfices, et excita bien souvent l'envie de ceux qui n'y prenaient point part. Il est vrai que le produit de cesétablissements dépassa toutes les prévisions ; car il arriva souvent, qu'après tous frais payés, les entrepreneurs eurent à partager 400,000 fls. B. L. fruit d'une saison.

Aujourd'hui les propriétaires de la Redoute, du Waux-Hall et de la maison Lévoz, réunis par contrat en date du 19 juin 1802, n'ont pas à se féliciter de leur commerce, qui leur rapporte tout au plus pour les frais et l'entretien de leurs bâtiments.

Par acte en date du 31 mai 1822, cette société a obtenu du gouvernement la concession des jeux pour le terme de 25 ans. Déduction faite de tous frais d'exploitation, le gouvernement se réserve par ce contrat la moitié des bénéfices, dont il a toujours disposé jusqu'à ce jour en faveur de la commune de Spa.

La mise en banque, qui d'abord fut portée à 200,000 frs., puis réduite à 100,000, est aujourd'hui de 60,000 seulement.

La dépense ordinaire pour l'exploitation des jeux, du 1er juin au 30 septembre, est d'environ 35,000 frs.

Peut-être sera-t-il agréable au lecteur de trouver ici le résultat de cette exploitation pour les trois dernières années.

1834.

	francs cent.
Recette . . . . ,	32,781 62
Dépense . . , ... , . .	37,155 91
Déficit	4,374 29

1835.

Recette	38,504 29
Dépense	33,281 52
Bénéfices nets	5,222 77

1836.

Recette	28,956 60

Dépense détaillée.

	francs cent.
Frais de haute police	5,400 00
» de police locale	400 00
Payé au contrôleur des jeux	1,500 00
Payé à la gendarmerie	100 00
Loyer des salles . .	15,600 00
Huile pour éclairage.	1,659 40
Appointements des employés et des garçons. .	6,268 00
Musique et frais de	

spectacle	2,247 03	
Menues dépenses . .	578 53	
Total,	33,752 96	33,752 96
Déficit.		4,796 36

D'après l'exposé ci-dessus, on voit que le plus souvent les entrepreneurs des jeux n'ont d'autre bénéfice que le prix du loyer des salles, lequel suffit à peine pour couvrir les dépenses particulières à chaque maison.

Il y a à Spa des banquiers qui ont des correspondants dans toutes les places de l'Europe, et qui sont surtout en relation avec les principales maisons de banque de Londres : les étrangers peuvent toujours s'adresser chez eux pour tout ce qui regarde les affaires de banque et de commerce.

Nulle part on ne trouve des pharmacies mieux montées qu'à Spa. Les médecins de toutes les nations peuvent y prescrire d'après leurs pharmacopées, et leurs prescriptions sont toujours scrupuleusement exécutées, avantage qu'ils ne rencontreraient pas dans d'autres villes, où tous les médicaments sont préparés d'après la pharmacopée du pays, et rien de plus. Les pharmaciens sont aussi autorisés à vendre les remèdes secrets et patentés, pour satisfaire les amateurs et surtout les Anglais qui sont si avides de ces sortes de drogues.

Les magasins de quincailleries et de nouveautés sont fournis de tout ce qu'il y a de meilleur goût ; et les modistes, les tailleurs et les tailleuses reçoivent régulièrement par semaine, de Bruxelles et de Paris, les modes les plus nouvelles. Les cordonniers, les blanchisseuses et généralement tous les ouvriers chargés de confectionner des objets de toilette et autres, excellent à Spa dans leurs métiers, avantage précieux pour les personnes qui sont obligées de faire des voyages de long cours ; puisqu'elles peuvent se dispenser de traîner après elles une infinité de malles et de cartons, bagage embarrassant, qu'elles peuvent remplacer à leur arrivée à Spa.

Il y a à Spa d'excellents professeurs de dessin et de peintures en tous genres. Des professeurs distingués viennent de Liége chaque saison pour y donner des leçons de musique et de danse ; et les étrangers trouveront toujours à louer des pianos, des harpes, des guitares et autres instruments de musique à leur choix.

Deux salons littéraires, où l'on reçoit tous les

jours régulièrement les journaux Anglais et Français, et où l'on donne en lecture les nouveautés et les principaux romans anglais, sont ouverts aux amateurs moyennant une légère rétribution par séance ou par abonnement.

Les foires de Spa sont fixées aux 5 mai, 26 juillet, et 16 novembre. Dépuis quelque temps l'administration communale a pris un soin particulier pour rendre à ces foires leur ancienne splendeur, et ses efforts ont eu un plein succès. Autrefois celle de juillet était la plus brillante du pays; tous les produits de l'industrie de la principauté y étaient étalés, et servaient en quelque sorte d'échantillons aux étrangers qui, de retour dans leurs pays, manquaient rarement de faire des commandes des objets qui avaient principalement fixé leur attention.

Les Princes de Liége n'ignoraient point que les eaux minérales de Spa, étaient pour leur pays, une branche de prospérité à laquelle ils devaient accorder toute leur protection; aussi ne négligeaient-ils rien pour contribuer à l'embellissement de cette charmante petite ville, et pour y attirer chaque saison, tant par leur présence que par les plaisirs les plus variés, les étrangers de toutes les nations.

CHAPITRE II.

ESQUISSE DE L'HISTOIRE DE SPA.

Il y a près d'un demi siècle que des auteurs, tres-estimables d'ailleurs, soutinrent avec énergie, mais avec bien peu de succès, que Pline avait décrit dans son histoire naturelle une des sources minérales de Spa : en vain essayèrent-ils de prouver que les qualités actuelles de la fontaine de Tongres ne répondaient pas à la description du célèbre naturaliste ; que le mot *civitas* ne devait pas seulement s'appliquer à cette dernière ville, mais à tout le territoire qui était sous sa domination ; que les restes d'un chemin construit par les Romains se trouvaient encore à peu de distance de la Sauvenière ; qu'enfin ce fut dans les épaisses forêts où Spa a été bâti, que *Minucius Basilus*, l'un des lieutenants de *César*, surprit le malheureux *Ambiorix*, roi des Eburons. Ils durent à la fin se rendre à l'évidence, et cesser de prétendre que, pour perpétuer le souvenir d'une source enfouie dans des forêts inhabitées, Pline eût passé sous silence une fontaine qui existait réellement au pied des remparts de Tongres, ville très-opulente lors de l'invasion des Romains dans les Gaules. Aussi, c'est uniquement pour me conformer à l'usage, que je vais transcrire ici ce passage, devenu fameux par toutes ces disputes littéraires.

« *Tungri, civitas galliæ, fontem habet insignem,*
» *plurimis bullis stillantem, ferruginei saporis :*
» *quod ipsum nonnisi in fine potûs intelligitur :*
» *purgat hic corpora : tertianas febres discutit,*
» *calculorumque vitia. Eadem aqua igne admoto*
» *turbida fit : ad postremùm rubescit.* »

» Tongres, cité de la Gaule, possède une
» fontaine remarquable dont l'eau toute pétil-

» lante de bulles, a un goût ferrugineux; qui » n'est cependant sensible qu'après l'avoir bue : » elle purge le corps : chasse les fièvres tierces » et la gravelle. La même eau mise sur le feu » se trouble, et ensuite rougit. »

Tout en avouant que cette description se rapporte exactement à nos sources minérales, on ne peut raisonnablement nier que Pline n'ait voulu décrire la fontaine de Tongres. Quoiqu'il en soit, il est certain que le territoire de Spa fut asservi, comme tant d'autres à l'empire Romain, et qu'il passa selon les vicissitudes de ces temps de barbarie, à divers souverains, ou aux grands à qui la décadence de l'empire permit de s'en emparer; jusqu'à ce que par toutes sortes de circonstances et d'événements; il échut aux Marquis de Franchimont et de là aux Princes-Évêques de Liége.

Le manque complet des archives de ces temps reculés, est venu ajouter à la difficulté des recherches touchant l'antiquité de Spa. Un terrible incendie arrivé à Sart détruisit tous les papiers du greffe de ce village dont Spa ressortissait, et personne n'ignore la malheureuse catastrophe qui en 1468, occasionna la perte de toutes les archives du marquisat de Franchimont.

Six cents braves Franchimontois, voyant l'état de détresse où était réduite la ville de Liége, leur capitale, assiégée par Louis XI et Charles le Téméraire, duc de Bourgogne, volèrent à son secours, pénétrèrent de nuit dans le camp des ennemis, égorgèrent les gardes avancées et parvinrent jusqu'au quartier du Duc, qui eut beaucoup de peine à leur échapper, et aurait été fait prisonnier lui et le roi, sans le secours de trois cents gentilshommes qui y périrent presque tous. A la fin l'alarme se jeta dans le camp, et les Franchimontois enveloppés de toutes parts, furent taillés en pièces. Le duc vainqueur, sans égards pour tant de bravoure, abandonna au pillage le marquisat de Franchimont, et tout y fut mis à feu et à sang.

Il est donc évident que tout ce qu'on sait de l'histoire de Spa avant la fin du 13e siècle, n'est dû qu'à la tradition. Partant de là, on a cherché à prouver que Spa était habité long-temps avant le 7e siècle; que St-Remacle, surnommé l'Apôtre des Ardennes, et qui se fixa à Stavelot, y vint sous la protection de Sigebert, Roi d'Austrasie, et de Pepin, maire du palais, pour détruire les restes d'idolâtrie dont le pays était infecté. On a dit que la partie du bourg qui existait alors, était le vieux Spa, et que quelque temps après la mort de St-Remacle, les Spadois lui dédièrent une chapelle qui existait encore en 858, et qui avait été construite du temps de Charlemagne, près d'un pont qui effectivement portait le nom de pont de la chapelle, et qui était situé vers le milieu de la promenade de sept heures : alors le terrain adjacent servait de cimetière.

Au 12e siècle, avant l'établissement du nouveau Spa, comme les étrangers qui venaient pour y boire les eaux, ne pouvaient tous se loger dans le vieux Spa, on dressait des tentes dans la prairie qui entourait le Pouhon, et les buveurs qui ne venaient alors que pour chercher la santé à la fontaine salutaire, se contentaient de ce chétif logement dans l'espoir d'obtenir un prompt rétablissement.

C'est encore vers ce temps que l'on rapporte que les jeunes mariés avaient l'habitude de visiter Spa. Etait-ce pour y faire leur offrande au glorieux patron, St-Remacle ? Ou bien, les eaux de Spa jouissaient-elles déjà d'une vertu toute particulière contre la stérilité ? La tradition n'en dit rien ; mais ce qu'il y a de certain, c'est que ces hôtes aimables s'y livraient à toute leur gaîté; les jeux, les danses et tous les divertissements de la vie champêtre, faisaient place aux soucis du ménage, et c'était toujours à regret qu'ils quittaient ce séjour enchanteur, pour aller reprendre des occupations plus sérieuses. Cet usage continua aussi long-temps que régnèrent à Spa l'aimable liberté, l'égalité des conditions, les plus doux liens de la société. Les buveurs n'étaient alors que des buveurs; cette foule de carosses, de chevaux, ce nombreux domestique qu'on traîna plus tard après soi, le luxe d'un logement recherché; tout cela n'existait pas, dans un lieu où l'on aurait jamais dû se rendre que pour se rapprocher quelques instants de la simplicité de la nature, et oublier l'étalage fastidieux des grandes villes.

Il est donc incontestable qu'au commencement du 14e siècle, les fontaines minérales de Spa jouissaient déjà d'une certaine réputation: on y voyaient venir chaque année avec les beaux jours du printemps des pauvres malades, la plupart abandonnés des médecins, ou plutôt fuyant les remèdes dégoûtants dont ceux-ci les avaient impitoyablement gorgés. Là, loin du grand monde, n'ayant d'autre occupation, d'autre soin, que le rétablissement de leur santé, ils se flattaient d'une espérance qui était rarement trompée, et retournaient le plus souvent dans leurs foyers, au comble du bonheur et avec l'espoir de revenir l'année suivante pour y complèter une cure si heureusement commencée.

C'est ainsi que la renommée de ces sources salutaires se répandit bientôt dans les pays voisins. Les malades y affluèrent de plus en plus, et présageaient toute la célébrité dont Spa devait jouir dans les siècles à venir.

Telle était la situation de Spa, lorsqu'y vint un maître de forges, nommé Collin Leloup, de Bréda, lequel accablé d'infirmités prit les eaux pendant plusieurs saisons consécutives, et s'en trouva si bien, qu'en reconnaissance il résolut de s'y fixer pour toujours.

En conséquence, pouvant disposer d'une fortune considérable pour ces temps reculés, il s'adressa au Prince-Évêque de Liége, Adolphe de la Marck, pour obtenir la concession de douze boniers de bois, qui lui furent cédés par octroy en date du 22 juin 1326, moyennant une somme de sept cents florins Liégeois.

Il lui fut en même temps accordé de conserver en toute propriété deux boniers qui entouraient le Pouhon, dont l'eau jaillissait au milieu d'une petite prairie : il les fit défricher, et bâtit à côté de la fontaine une maison qui existait encore il y a quelques années. Il vendit le reste à divers particuliers qui y firent construire plusieurs maisons qui, augmentées peu-à-peu, formèrent la place du marché telle qu'elle est aujourd'hui.

Quant aux dix boniers de bois restants, il les convertit en charbons, qui servirent à alimenter des forges, qu'il fit élever à l'endroit où se trouve actuellement situé l'hopital St.-Charles.

L'établissement de Collin Leloup fut pour Spa une époque remarquable. Ses habitants virent naitre une activité à laquelle ils n'étaient pas accoutumés. D'un chétif village qu'il était, Spa fut bientôt érigé en bourg; des familles entières vinrent s'y fixer, et apportèrent avec elles leur industrie, qui quelques années plus tard produisit des artistes si distingués.

Au commencement du 15e siècle, Spa contenait environ deux cent cinquante maisons, qui étaient bâties la plupart en bois et en forme de croissant. Il y avait un moulin banal et une cour de justice.

Bien que Spa composait seul son ban, ce ne fut cependant qu'en 1572 qu'il se forma en communauté, en se séparant de celle de Sart. De même l'église qui n'était qu'une chapelle construite l'an 1400, fut érigée en paroisse le 29 décembre 1573, par le cardinal Gérard de Groesbeeck, prince de Liége. Elle fut détachée de celle de Sart, à condition que la nomination à la cure de Spa appartiendrait au curé de l'ancienne paroisse et au baron de Rouvroy.

La renommée des eaux de Spa s'étendait de plus en plus, et cependant ses habitants ne se mettaient guères en peine d'entretenir les chemins ni d'orner leurs fontaines. Les abords étaient difficiles, et ce n'était qu'avec la plus grande difficulté que les grands seigneurs qui, alors comme aujourd'hui, voyageaient avec une suite nombreuse, pouvaient y arriver.

Déjà vers 1545, un savant vénitien, nommé Augustino, médecin de Henri VIII, roi d'Angleterre, y était venu, et avait beaucoup contribué à la réputation de ses eaux minérales.

Louis de Gonzague, duc de Nevers, capitaine distingué qui rendit les plus grands services à la France, et qui est la première personne de distinction qui soit venue à Spa, entreprit aussi ce voyage en 1576, pour se guérir des blessures qu'il avait reçues en 1567, dans un combat contre les Calvinistes. Il y revint quelques années après avec sa femme et le savant Jésuite, Jean Maldonat, et laissa à son départ des marques sensibles de sa satisfaction.

En 1577, la belle et galante Marguérite de Valois, reine de Navarre, et première femme de Henri IV, après avoir parcouru les divers endroits d'eaux minérales de l'Europe, entreprit également le voyage de Spa; mais la difficulté des chemins la força, elle et sa suite, à rester à Liége, où elle but les eaux dans le palais du Prince; ce qui pour une reine élevée mollement était bien préférable à un hôtel de Spa, où elle n'aurait pu alors se loger que très à l'étroit et d'une manière peu conforme à ses goûts.

Un monument posé dans l'église paroissiale de Spa, atteste que l'infortuné Henri III, Roi de France et de Pologne, en but les eaux en 1585. Alexandre Farnèse, Duc de Parme y vint aussi en 1589; et selon les mémoires de Sully, Henri IV, ce prince si cher aux Français, se guérit en buvant les eaux de Spa, qu'on avait commencé à transporter à l'étranger vers l'année 1580.

Non-seulement Spa devint le séjour d'été des grands seigneurs; mais plus d'une fois les savants s'y donnèrent rendez-vous. Juste Lipse qui y était venu pour la première fois l'an 1592, y retourna en 1605 ; et ce fut à Spa, qu'avant d'aller enseigner à Louvain, il redevint catholique.

En 1654, on y vit encore Charles II, Roi d'Angleterre : plus tard, le Prince et la Princesse d'Orange ; Marie d'Autriche, épouse de Louis XIV ; Christine, Reine de Suède ; le Roi de Danemarck ; le grand Duc de Toscane ; le Prince Ernest de Bavière, et une foule d'autres princes du premier rang.

Autrefois c'était l'usage à Spa, que pendant la saison des eaux les habitants décoraient la façade de leurs maisons de tableaux sur lesquels on voyait les armoiries et les portraits des Princes qu'ils avaient logés. On y remarquait entre autres celui du Roi Henri III. Une partie de ces tableaux existait encore lors de l'incendie de 1807. C'était par ce moyen que les anciens Spadois faisaient passer à la postérité l'honneur d'avoir logé des personnages illustres, qui d'ailleurs voyaient toujours avec plaisir cette marque de souvenir de la part des habitants.

On a vu que la chapelle de Spa n'avait été érigée en paroisse, qu'à condition que le curé serait nommé par le curé de Sart, et par le Baron de Rouvroy. Vers 1591, cette clause fit naître une espèce de schisme; car il arriva que deux prêtres furent nommés ensemble à la cure: l'un des deux avait la voix du curé de Sart; l'autre celle du baron de Rouvroy et le vœu des habitants. Au mois de juin, la veille de la Saint-Jean-Baptiste, ils se présentèrent tous deux à Spa, pour y prendre possession de la cure; et tandis que l'un, bouffi d'orgueil, se pavanait dans l'intérieur de l'église et entonnait fièrement les vêpres au pied de l'autel; l'autre, à la porte, récitait humblement ses orémus au pied de la croix. Le prince Ernest de Bavière informé de cette scène scandaleuse, finit par arranger l'affaire à l'entière satisfaction des deux partis.

Cette altercation fournit aux habitants l'occasion de réclamer du Prince quelques secours pour leur chapelle, et il leur accorda quatorze boniers de terrain qui furent vendus, et dont le prix fut employé à reconstruire l'église paroissiale, qui fut agrandie de nouveau en 1719. Elle fut consacrée par le Prince lui-même le 3 septembre 1592, et dédiée à notre Dame et à St-Remacle.

On sait par tradition, et surtout par l'inscription tracée sur un tableau placé dans l'église de Spa, que la peste dépeupla, pour ainsi dire à sa naissance, ce charmant petit bourg en l'année 1598. Ce tableau est un don fait à l'église par un noble Parisien, Pierre Leclerc, en reconnaissance de la santé rendue à Spa à sa fidèle épouse, qui y fut attaquée de cette horrible maladie.

Tous les détails de ce terrible fléau et les principales circonstances de cette déplorable histoire, se trouvent en outre consignés dans de vieux manuscrits et dans les archives de la communauté. Cependant on a peu de données sur ses symptômes; Spa était alors dépourvu de médecins, du moins aucun n'a donné de description de ce mal affreux. Ceux qui en étaient attaqués, mouraient en quelques jours, souvent même en quelques heures. Les malades étaient pris subitement d'un frissonnement convulsif, une soif brûlante se déclarait ensuite, et un feu dévorant gagnait les entrailles. La peau de ces infortunés se couvrait de taches livides et de pustules. Bientôt le délire survenait, et ils succombaient dans d'effrayantes convulsions.

Le quart de la population devint la proie de

ce fléau dévastateur. On ne trouvait plus personne qui voulut se charger d'enterrer les morts, et souvent les cadavres étaient abandonnés sans sépulture.

La consternation était générale; la crainte paralysait tous les efforts : un seul eut le courage de se sacrifier pour le bien public. Le bon curé de Spa, Jean Chevalier, prodigua aux malheureux Spadois les soins les plus touchants, et après avoir lutté si courageusement contre tant de maux, il fut miraculeusement épargné, comme si le ciel avait ainsi voulu récompenser son généreux dévouement.

Cette maladie qui s'était déclarée vers le milieu de juillet, ne finit qu'à la fin de septembre. La saison fut complètement manquée; les étrangers fuyaient avec raison ce lieu d'infection, et il n'y eut que ceux qui furent pris du mal, que la nécessité contraignit à rester : aucun d'ailleurs à force de soins et de propreté n'en fut victime.

Accablés sous le poids d'un si grand malheur, les Spadois cherchèrent à soulager leur douleur en en rapportant la cause à l'arrivée d'un seigneur Français dont la famille avait été atteinte de ces fièvres pestilentielles qui en 1596 et 1597, s'étaient développées en France, et notamment à Paris, et qui forcèrent le Roi Henri IV à aller habiter Rouen.

Le magistrat de Spa redoubla d'activité pour prévenir par la suite une aussi terrible calamité, et pendant bien des années on admit à boire les eaux aucun étranger qu'on avait lieu de supposer venir de pays suspect.

Depuis long-temps l'épidémie avait cessé ses ravages; et cependant on remarquait sur tous les visages l'expression des regrets, et cette profonde mélancolie qui succède toujours à un grand désastre. Ce ne fut qu'à l'approche de la saison nouvelle que les Spadois occupés des préparatifs nécessaires pour recevoir les étrangers, éloignèrent insensiblement de leur cœur tous les souvenirs d'amertume que leur avait laissés cette funeste catastrophe.

Cette saison et celles qui suivirent furent de plus en plus brillantes, et les habitants voyant chaque jour leur petite fortune augmenter, cherchaient par tous les moyens qui étaient à leur disposition, à rendre leurs maisons agréables et commodes pour l'usage des étrangers de toutes les nations qui venaient s'y fixer pendant les trois mois d'été.

Déjà les Anglais semblaient avoir pris Spa en affection : on y remarquait chaque année des grands seigneurs de cette nation qui par leur train , leur prodigalité et leur magnificence surpassaient tous les princes du pays. De Heers dans son Spadacrène donne des détails piquants sur un de ces seigneurs qui y vint en 1620 , et pour lequel le collège de médecine de Londres écrivit à ce savant médecin pour le recommander à ses soins. Sa manière de vivre était originale et singulière. Il passait les dix premiers jours de chaque mois sans boire ni manger , restait seul dans sa chambre, et gardait le plus profond silence, même avec sa femme qui était jeune et d'une grande beauté : un seul domestique pouvait le voir et lui parler impunément. Les dix jours suivants , il se levait avant l'aurore, allait à la chasse, accompagné d'une suite nombreuse à cheval, et revenait chez lui épuisé de fatigues. Alors il dévorait une grande quantité d'aliments, et buvait beaucoup de vins forts. Aussitôt après le repas il retournait à la chasse , et à son retour il soupait de la même manière qu'il avait dîné. Pendant toute la journée il mangeait des confitures de plusieurs espèces, des prunes sèches qu'un domestique portait dans un sac etc. Il finissait le mois en se livrant entièrement à la musique, et en prodiguant des sommes immenses. Il donnait aux personnes qu'il rencontrait des bas de soie, des chapeaux et des gants de prix dont il avait trois coffres pleins. Quand un musicien jouait sur son instrument un air qui flattait ses oreilles, il lui faisait présent de quinze ou seize ducats et même davantage. Il jetait trois ou quatre écus à un seul pauvre, forçait les seigneurs des Pays-Bas d'accepter des chevaux qui couraient trente mille sans s'arrêter, et offrait au premier venu son manteau et ses habits. Cet homme extraordinaire prit les eaux de Spa, mais avec peu de succès. Il ne suivait ni l'avis de son médecin qui l'accompagnait, ni les conseils de De Heers : aussi le mal augmenta, et dès qu'il fut de retour, il devint si furieux, qu'on dût le mettre en lieu de sûreté.

Rien ne semblait devoir troubler la parfaite quiétude dont jouissaient les habitants de Spa, et l'approche de la belle saison répandait partout le bonheur et la joie. La campagne offrait un spectacle enchanteur; les arbres étaient couverts de fleurs et la violette embaumait l'air de son doux parfum; déjà l'on voyait chaque jour les bergers réunis conduisant leurs troupeaux dans les prairies : les uns jouaient du chalumeau ; les autres faisaient redire aux échos des airs champêtres; tous s'abandonnaient aux charmes de la félicité la plus pure ; lorsque le 23 avril 1644, vers les onze heures et demie du matin, l'alarme se répandit dans Spa. Une fumée épaisse se faisait remarquer au midi du bourg ; on crut d'abord que le feu avait pris dans les forêts qui environnent le village de Creppe, qui n'est éloigné de Spa que de trois quarts de lieue ; mais bientôt il n'y eut plus de doute qu'un incendie terrible dévorait le village. Alors tous se hâtent de voler au secours de leurs voisins; mais plus ils approchent, plus ils redoutent le danger : des cris sinistres, des gémissements prolongés succèdent aux cris d'allégresse et au son des instruments qui huit jours auparavant avaient donné le signal de la fête du village ; à leur arrivée, ils ne trouvent qu'un immense embrasement ; tout secours est devenu inutile ; le peu d'eau qu'on jette à la hâte, ne fait que nourrir ce vaste incendie, et en moins d'une heure ce village si florissant n'offrait plus qu'un monceau de cendres.

Plusieurs villageois surpris par la rapidité des flammes y perdirent la vie. Une jeune femme qui était allée aux champs, laissant son enfant au berceau pendant sa courte absence, périt victime de son dévouement. Accourue aux premiers cris de cette scène d'horreur et de désespoir, pâle, échevelée, n'écoutant que son courage, et malgré les exhortations et la résistance de la multitude qui l'entourait, elle s'était élancée au milieu des flammes pour y chercher son fils unique à peine âgé de quelques mois. En vain la foule stupéfaite attendit son retour : le lendemain, quand on fouilla les décombres, on trouva le cadavre de cette tendre mère qui tenait le corps de son enfant étroitement embrassé.

Ce fut un spectacle bien déchirant, quand vers le soir on vit les habitants de Spa, alors si simples dans leurs mœurs, ramenant avec eux leurs malheureux voisins, suivis de leurs troupeaux et du peu de mobilier qui leur restait. Avec quel empressement ces amis du bon vieux temps cherchèrent à soulager la pénible situation de ces infortunés à qui ils offrirent une généreuse hospitalité, jusqu'à ce qu'une collecte générale qui eut lieu dans tout le pays, et les secours qui leur furent prodigués par les nombreux étrangers venus cette année aux eaux, leur eurent fourni les moyens de reconstruire leurs chétives habitations.

Le dimanche, 30 juillet 1662, fut pour Spa un jour de réjouissance et de joie. Dès l'aurore on vit arriver en foule tous les villageois des environs avec leurs femmes et leurs enfants en habits de fêtes, et l'élite de la jeunesse était sous les armes. Toutes les rues étaient ornées de verdure et de guirlandes de fleurs. C'était le jour choisi pour la célébration de la grande confrérie du St-Sacrement, accordée à l'église de Spa par le Pape Alexandre VII, par bulle donnée à Rome le 13 avril 1662.

La grand'messe fut chantée en musique et célébrée pontificalement par l'abbé de St-Laurent et deux tréfonciers, venus exprès de Liége. La procession qui eut lieu à cette occasion fut des plus magnifiques, et quatre des principaux nobles choisis parmi les étrangers portèrent le dais.

Le soir tout le bourg fut illuminé, et les divertissements et les danses se prolongèrent bien avant dans la nuit.

Pendant près d'un demi siècle, on avait goûté les douceurs de la paix, et Spa avait été le premier à en ressentir le bonheur; lorsque des guerres continuelles vinrent affliger tout le pays. Les partis ennemis rendirent les chemins plus dangereux, les voyages moins sûrs, et ne laissèrent pas que d'influer sur les saisons; de sorte que pendant quelques années, si elles ne furent pas moins brillantes, du moins furent-elles moins nombreuses.

Dans cette fâcheuse circonstance, le grand tremblement de terre du 18 septembre 1692, faillit de porter un coup fatal aux fontaines minérales de Spa. Des personnes mal intentionnées saisirent cette occasion pour les décrier, et débitèrent qu'elles avaient perdu la plus grande partie de leurs vertus. On fondait cette calomnie sur la confusion que ce tremblement avait dû apporter dans les sources, en les mêlant avec des veines d'eau douce. On disait que les fentes et les crevasses qui s'étaient faites effectivement aux montagnes et aux rochers, d'où l'eau du Pouhon tire sa source, en étaient une preuve certaine. Heureusement le docteur Nessel, médecin Liégeois, prouva dans son traité publié en 1699, que ces eaux célèbres n'avaient rien perdu de leurs qualités, et rendit ainsi aux fontaines de Spa la réputation qu'elles étaient menacées de perdre. Il démontra que les eaux du Pouhon, quoique plus chargées de minéraux qu'auparavant, étaient belles et claires en tout temps, au lieu qu'avant le tremblement de terre, elles se brouillaient souvent lorsqu'il survenait de l'orage et de la pluie.

Bientôt après cette déclaration du savant Nessel, les guerres vinrent à cesser, et les étrangers affluèrent de nouveau à Spa avec la paix, sans laquelle ce rendez-vous charmant ne peut exister.

Dès 1643, les Pères Capucins étaient venus s'établir à Spa; mais ce ne fut qu'en 1663 que leur bienfaiteur Walter de Liverlo, bourgmestre de Liége, fit construire le couvent, et deux ans plus tard, cédant aux vœux de son fils, archidiacre de Hesbaie, fit aussi bâtir leur église.

Les Capucins de Spa avaient établi un usage qui sous le prétexte spécieux de faire un acte d'honnêteté leur valait beaucoup chaque année. Ils faisaient des visites à tous les étrangers de distinction, allaient leur offrir des fleurs et les inviter à voir leur jardin; aussi ils partaient rarement sans recevoir une aumône plus ou moins abondante, ce qui contribuait beaucoup à les faire vivre dans l'aisance.

Ces enfants de St.-François étaient à Spa un peu

plus décrassés qu'ailleurs; l'affluence d'étrangers qui fréquentaient leur couvent, et surtout leur jardin tout émaillé des fleurs les plus belles, et qui, d'après le vœu du fondateur, servait de promenade publique, leur donnaient une espèce de politesse mondaine qui n'était pas ordinairement le partage du cloître.

L'auteur des anciens amusements de Spa, après avoir très bien décrit l'origine, le génie et la manière de vivre des Pères Capucins, donne des détails très-curieux touchant leur costume.

« Capuce, manteau, robe, corde et sandales,
» voilà, dit-il, ce qui compose l'habit du Ca-
» pucin. La matière est sans doute intéressante,
» parceque c'est du Sacré Capuce, que leur est
» venu le nom de Capucin. Leur robe est une
» espèce de tunique d'une étoffe plus épaisse
» que le buffle le plus fort, de couleur rousse
» ou de brun tanné, impénétrable aux ardeurs
» du soleil et capable de rejetter la pluie. Cette
» robe descend jusqu'aux talons, fermée de toutes
» parts, seulement fendue sur la poitrine et serrée
» vers le cou. Elle a des manches assez larges,
» et elle est surmontée du Sacré Capuce, qui
» est une espèce de bonnet à la Dragonne, d'une
» aune de long, et qui suivant le goût des par-

» ticuliers prend diverses formes. Cette robe est » ceinte d'une grosse corde blanche, et bien » tressée, avec des nœuds proprement rangés » de distance en distance, dont les bouts des- » cendent jusqu'aux pieds. A ce cordon pend un » grand chapelet de bois, avec des têtes de » morts, des croix et des médailles. Sur la robe » immédiatement se place le Manteau, qui s'at- » tache sous le menton avec une petite agraffe » de buis ou d'ivoire, artistement travaillée. » Le Manteau, qui ne vient qu'aux genoux, est » ouvert par devant, et ne se porte que dans » les visites de cérémonie, et dans les voyages. » Leurs bas sont de même étoffe que leurs che- » mises, c'est-à-dire qu'ils vont jambes nues, » et n'ont pour chaussure que de grosses semelles » de cuir, attachées sous la plante des pieds, » avec quelques courroyes mises en croix. Tous » ont la tête rasée, à l'exception d'un petit tour » de cheveux en forme de couronne; mais ils ne » se rasent pas le menton, et le mérite chez eux » se mesure sur l'épaisseur et la longueur de » la barbe.

» Ce vêtement, tout bizarre, tout grotesque » qu'il paraît, est de la plus grande utilité, et » un équipage à six chevaux n'a pas plus de

» ressources pour le voyage, que l'habit d'un » Capucin. Ils ont seize poches autour d'eux, » toutes séparées les unes des autres, sans cependant qu'on les aperçoive ; et chaque poche a » son nom.

» 1. La première s'appelle *la gallerie*. C'est une » grande pièce d'étoffe cousue en dedans et tout » autour du Manteau, avec une ouverture de » chaque côté. Ils y mettent le Bréviaire, le petit » livre de prières, les sermons pour l'Avent, le » Carême, et pour tous les dimanches de l'an» née, avec quatre panégyriques de Saints, dont » les noms sont en blanc, le tout au nombre de » vingt-deux discours.

» 2. La seconde, nommée *Tapecul*, est un » petit sac de grosse toile, attaché au Manteau » au-dessous de l'épaule droite. Elle est destinée » à mettre une coupe de bouteilles, qu'ils ont » soin de faire remplir dans toutes les bonnes » maisons où ils passent, pour prévenir les be» soins des mauvais gîtes.

» 3. La troisième se place sous l'épaule gau» che ; elle est plus large par le bas que par le » haut, et descend jusqu'au bas de celle qu'ils » appelent *gallerie*. Ils la nomment *l'abîme*. Elle » sert à ranger commodément les grosses pro-

» visions, comme jambons, éclanches, dindons » pour les routes un peu longues, et destituées » de bonnes auberges.

» 4. La quatrième, qu'ils nomment *la cuisi-* » *nière*, est un petit sachet de cuir, placé sous » le *Tapecul*. Ils y mettent les épiceries pour faire » les petits ragoux mignons dans les auberges, » où ils trouvent des compagnies qui les dé- » frayent.

» 5. La cinquième appelée *la Friponne*, est » placée sur un des bords du Manteau en de- » dans. C'est la retraite des biscuits, massepains » et autres petites friandises qu'ils y fourrent » modestement, quand ils se trouvent à quelque » table abondamment servie. Quelques-uns même » y placent un petit flacon de liqueur ou d'es- » sence pour les voyages.

» 6. En même distance, mais du côté gauche, » est placée une poche de même largeur, qui » contient la toilette de voyage. Elle renferme » l'étui à barbe, ou bourse dans laquelle ils » la serrent pendant la nuit, le petit peigne, » les ciseaux, le rasoir pour la lèvre supé- » rieure, la savonette pour les bras et les jam- » bes, le musc et autres parfums convenables pour » entretenir la bonne odeur de l'Ordre. Cette

» poche qui n'est d'usage que parmi les Capu-
» cins coquets, s'appelle *la précieuse.*

» 7. Un peu au-dessus, ils en portent une
» autre qu'ils nomment la *nécessaire.* Ils y met-
» tent en effet des pommades et des onguents
» contre les plaies et les écorchures, et autres
» drogues secrètes, conformes à leurs besoins.

» 8. Vis-à-vis et de l'autre côté, pour observer
» la symétrie et le contre-poids, ils portent un
» petit sachet qu'ils nomment *la ménagère.* Il ne
» sert que dans les voyages de long cours : c'est
» pour y mettre quelques morceaux de cuir,
» une alêne, du fil, des aiguilles, et quelques
» lambeaux d'étoffe pour rapetasser la robe ou
» les sandales.

9. Vers le bas du Manteau au côté droit, pré-
» cisément au bout de la *gallerie*, ils ont encore
» une poche appelée *l'arménienne*, où ils met-
» tent le café, le petit moulin, la petite boite
» de thé, le sucre, etc.

» 10. A l'autre bout de la *gallerie*, il y a une
» poche toute semblable, nommée *l'Indienne.* Elle
» sert à porter l'étui à pipe, la râpre, le tabac
» en carrotte et à fumer. Voilà les poches qui
» sont sous le Manteau : celles qui suivent sont
» sur la robe même.

» 11. *La galante*, est le nom d'une petite
» poche pratiquée sous la manche droite de la
» robe, au-dessous de l'aisselle. A cause de sa
» situation elle est faite de toile cirée. Ils y
» mettent la tabatière au tabac d'Espagne,
» les petits billets, la liste des morts et ma-
» riages des personnes qualifiées, pour pouvoir
» entretenir décemment les gens de condition
» qu'ils visitent.

» 12. Il appellent *la proprette*, un autre petit
» réduit placé dans le pli du coude, c'est où
» ils gardent le mouchoir blanc, destiné à s'es-
» suyer le visage dans les belles compagnies seu-
» lement.

» 13. Le repli de la manche gauche forme
» naturellement une treiziéme poche, qu'ils ap-
» pellent *la bourgeoise*, où ils mettent le mou-
» choir à tabac, et la tabatière commune.

» 14. La quatorzième qu'ils nomment *la dé-*
» *voto*, et qui est beaucoup plus propre que les
» autres, est pratiquée sous les plis de la robe
» et sur la poitrine. C'est là qu'ils mettent les
» petits Reliquaires, les *Agnus Dei*, pour les
« Dames; les Chapelets, les Grains-bénits, pour
» les valets et les servantes; les Noms de Jé-
» sus, et les petites Croix musquées, pour les

» gens de campagne ; avec un petit portefeuille, » contenant les lieux d'étapes sur la route, de » petites oraisons imprimées, et des relations de » quelque Capucin trouvé mort dans les neiges, » pour édifier les ames dévotes, et ranimer la » charité des personnes bienfaisantes envers leur » Ordre.

» 15. La quinzième enfin, qui n'est qu'à l'u- » sage des gros bonnets, s'appelle *la discrette*. » Elle sert à rapporter au couvent l'argent des » messes, les restitutions, les dépôts et les tes- » tamens. Cette poche est placée au fond du Sacré » Capuce, que pour lors ils portent rabbattu » sur le dos en forme de hotte. Elle est inter- » dite, sous peine d'excommunication, à ceux » qui n'ont pas qualité pour la porter.

» 16. Outre ce nombre de poches, il y en a » encore une improprement dite, et nommée » pour cela la *Libertine* : elle est placée entre » deux cuirs dans l'épaisseur des sandales, et » sert à cacher l'argent que les Capucins relâ- » chés reçoivent en secret de leurs familles. Aussi » est-elle de contrebande parmi eux, et ceux » qui s'en servent ne le font que secrètement. » Ils prétendent pourtant ne pas violer la sé-

» vère défense de porter de l'argent ; ils croyent
» seulement l'éluder en disant que loin de le
» porter, ils le foulent aux pieds, en s'assu-
» rant ainsi de la providence, sur laquelle ils
» font semblant de se reposer uniquement.

» Les frères destinés à faire la quête dans les
» villes et les campagnes sont encore obligés de
» porter une autre poche qu'ils appellent par
» excellence *la sainte Besace.* Elle est de grosse
» toile blanche, et fort ample ; ils la portent
» sur l'épaule gauche, et y mettent le pain,
» la viande, le beurre, et les chandelles qu'ils
» ramassent pour leur couvent. »

L'Ordre de ces bons pères fut supprimé en 1797. Les habitants de Spa, à qui ils rendaient journellement de grands services, furent très-affligés de leur départ, et ils les regrettèrent longtemps.

Vers la fin de ce siècle, les étrangers qui fréquentaient Spa, avaient inspiré aux habitants de ce bourg, le goût de la peinture, de la gravure, de la ciselure et d'autres genres d'ouvrages. On y travaillait surtout en ouvrages vernis à la façon de la chine ; on y faisait des toilettes, des boites et une infinité d'autres objets d'un grand fini : ces peintres travaillaient en différents goûts et sur des fonds de toutes couleurs. Les Leloup, les Gernay, les Dagly s'y distinguèrent particulièrement dans le 18e siècle. Leloup peignait admirablement les paysages et les vues des environs de Spa. Jean Gernay exécutait des chefs-d'œuvres de peinture dont les sujets étaient tirés de l'histoire ; il traitait aussi le genre, et tous ses sujets étaient copiés d'après les plus grands maîtres. Son magasin était visité avec empressement par tous les hauts personnages qui venaient aux eaux de Spa, et il était généralement reconnu par ces nobles amateurs, que c'était le plus beau cabinet de miniature de l'Europe. Par son talent et surtout par son amour pour le travail, il avait su s'élever au-dessus de tous ses confrères : le fini extraordinaire de ses peintures fait encore aujourd'hui l'étonnement et l'admiration des connaisseurs. Plusieurs fois une société d'amateurs Italiens lui offrit 50,000 livres de son magasin ; mais aimant son art avec enthousiasme, il s'y refusa constamment, et il voulut conserver jusqu'à sa mort le produit de son travail. Une seule toilette se vendait jusqu'à 3,000 livres ; la dernière qui fut vendue après sa mort, fut achetée par l'Impératrice Josephine, au prix de 2,200 frs.

Dagly faisait en perfection les fruits et les figures de la Chine et du Japon, en or fin, en argent, bronze et couleurs, à plat et en relief. C'est le même Dagly qui est l'inventeur d'un vernis admirable à l'épreuve de l'eau et du feu, qui depuis 1713, est mis en usage à la manufacture des Gobelins, et qui passe pour le vrai vernis de la Chine. Il employa, dit-on, quarante ans à le trouver ; il a la propriété de s'employer sur des matières ployables, telles que des étoffes, de la toile et du cuir. Ce fut en faveur d'une si belle invention qu'il obtint en 1713, un privilège exclusif pour établir des manufactures en plusieurs endroits du royaume de France, privilège dont il paraît n'avoir pas profité, puisqu'il vint finir ses jours à Spa.

Il est encore une famille qui s'est surtout illustrée à Spa, par les artistes en tous genres qu'elle a produits. J'entends parler de la famille des Chrouet. Celui qui a le plus éminemment excellé dans l'art de tourner est sans contredit Lambert Chrouet ou Xhrouet. Cet homme étonnant exécutait sur des tours qu'il avait inventés, des pièces merveilleuses par leur difficulté et leur finesse. La grande réputation qu'il acquit, se répandit bientôt partout, et lui valut l'honneur d'être mandé à plusieurs cours pour y instruire dans son art les plus grands souverains de l'Europe, et exécuter en leur présence des ouvrages d'une délicatesse surprenante, en ivoire et en nacre de perles, qu'il travaillait tant en gravure qu'en ciselure ou en bas relief. Digne émule du célèbre Plumier, il exerçait encore son art difficile à l'âge de 71 ans, et malgré sa caducité, on voyait sortir de son tour des prodiges de goût et de délicatesse. Il avait laissé un neveu qui semblait d'abord devoir dédommager de sa perte ; mais les malheurs de la révolution de 1789, tout en éloignant les étrangers de Spa, firent abandonner les arts qu'on y cultivait avec tant de succès, et ces grands talents tombèrent dans l'oubli.

Plusieurs médecins distingués sont aussi sortis de cette famille. L'auteur des délices du pays de Liége cite encore Joseph Xhrouet, comme un artiste distingué ; il a gravé le plan du grand marché de Liége, de l'Hôtel-de-Ville et de la belle fontaine qui est vis-à-vis, et qui ne le cède en rien à ceux de Remacle Leloup, de Spa, dont ce gros livre est rempli.

A ces illustrations on pourrait joindre une foule d'autres artistes moins célèbres, il est vrai, mais dont les ouvrages agréables étaient également recherchés des étrangers qui ne partaient jamais sans en être amplement fournis.

L'an 1709 , après une longue sécheresse, un phénomène extraordinaire dont on n'avait pas de souvenance , se fit remarquer dans la commune de Spa. Le feu se communiqua à toutes les fanges des environs , et cet embrasement souterrain dura plusieurs mois sans qu'on pût parvenir à l'éteindre; les pluies d'automne purent seules y mettre fin. Après cet événement tous les cultivateurs abandonnèrent leurs champs pour ensemencer ces terrains incendiés qui devaient leur produire une récolte facile et abondante, et qui ne demandait pas d'engrais. Ce ne fut qu'après bien des années qu'ils recommençèrent à cultiver leurs champs délaissés, et qui pour lors étaient remplis de bruyères , de genêts de ronces et d'épines.

La saison de 1717 fut pour Spa une époque à jamais mémorable; comme si la destinée de ses eaux était de conserver des jours précieux à toute l'Europe , Pierre-le-Grand vint y chercher un remède à l'état d'épuisement dont il était accablé. Il y but les eaux de la Géronstère et du Pouhon. Alors la première de ces fontaines était fort négligée ; aussi on douta que le monarque put s'y rendre commodément. Il y alla néanmoins chaque jour pendant tout le temps qu'il resta à Spa. Il s'y rendit tantôt en carrosse, tantôt à cheval, et souvent il s'en retournait à pied, en se promenant. Il s'en trouva extrêmement bien, quoiqu'il s'assujettissait peu au régime prescrit par les médecins, et il partit de Spa complètement satisfait de l'usage de ses eaux.

De retour dans ses états, voulant perpétuer la mémoire du rétablissement de sa santé, et laisser aux habitants de Spa un témoignage éclatant et éternel de sa reconnaissance, il envoya au Magistrat le monument qui se trouve placé au-dessus de la porte d'entrée de la salle du Pouhon et dont je vais donner ici la description.

D'abord la table en marbre noir sur laquelle est gravée l'inscription latine dont je donnerai la copie, est surmontée d'un écusson d'albâtre, sur lequel sont sculptées en bas-relief les armes impériales de Russie : la partie supérieure de cet écusson est garnie d'une corniche en tympane, de marbre mêlé de rouge et d'autres couleurs. La table est garnie à ses côtés de deux belles consoles d'albâtre. Les arrières corps sont de marbre noir. Le tout appuyé sur une base aussi de marbre panaché, et posé sur deux supports ou consoles d'albâtre. L'ensemble de toutes les parties de l'ouvrage qui est d'un habile maître d'Amsterdam, en fait un monument d'autant plus glorieux pour les Spadois, qu'il rappele le nom d'un grand Prince et le souvenir le plus honorable pour les eaux de Spa.

Copie de l'inscription.

Petrus Primus, D. G. Russorum
imperator,
Pius, Felix, invictus,
Apud suos militaris disciplinæ restitutor,
Scientiarum omnium, artiumque protosator,
Validissimâ bellicarum navium
Proprio marte constructâ classe,
Auctis ultra finem exercitibus suis,
Ditionibus tàm avitis quàm bello partis,
Inter ipsas Bellonæ flammas in tuto positis,
ad exteros se convertit,
Variarumque per Europam gentium lustratis
moribus,
Per galliam ac Namurcum atque Leodium
Has ad Spadanas aquas,
Tamquam ad salutis portum pervenit,
Saluberrimisque præsertim Geronsterici
Fontis, féliciter potis
Pristino robori : optatæque incolumitati
Restitutus fuit.
Anno MDCCXVII die XXIII julii.
Revisisque dein Batavis,
Avitumque ad imperium reversus,
OEternum hocce gratitudinis suæ
Monumentum
Hìc apponi præcepit.
Anno MDCCXVIII.

Traduction.

Pierre Ier, par la grâce de Dieu, Empereur de toutes les Russies,
Pieux, heureux, invincible;
Le restaurateur de la discipline militaire,
Et le créateur de toutes les sciences et des arts dans ses états.
Ayant par son propre génie,
Etabli une marine formidable;
Augmenté considérablement ses armées;
Et mis en sûreté au milieu même du feu de la guerre,
Ses états tant héréditaires que conquis;
S'est mis en voyage dans les pays étrangers.
Et ayant étudié les mœurs des différents peuples de l'Europe,
Il s'est rendu par la France, Namur et Liége,
Aux eaux de Spa,
Comme au port de salut;
Où ayant bu avec succès ces eaux salutaires,
Principalement celles de la fontaine de la Géronstère;
Il a recouvré ses forces et une santé parfaite,
L'an 1717, le 23e jour de juillet.
Ayant repassé ensuite par la Hollande,
Et de retour dans son empire
Il a fait placer ici
Ce monument éternel de sa reconnaissance,
L'an 1718.

Depuis cette époque, qui frappa d'admiration tout l'univers intéressé à la conservation de ce héros, les eaux de Spa prirent l'ascendant sur toutes les autres eaux minérales. Chaque année fut pour elles un nouveau triomphe , et l'affluence des étrangers devint si considérable qu'on aurait plus trouvé à les loger, si plusieurs particuliers ne s'étaient décidés à employer une partie de leurs capitaux à la construction de la plupart des beaux hôtels qu'on remarque aujourd'hui dans la ville.

Il n'y a pas de nation , de ville , de village , qui n'aît à raconter des faits qui ont rapport aux charmes , aux maléfices et aux sortilèges. On sait que ces histoires fabuleuses prenaient pour la plupart un caractère de vraisemblance par les preuves séduisantes sur lesquelles elles étaient appuyées. Spa eut aussi ses sorciers , et dans ces temps d'ignorance , des contes à faire peur y charmèrent souvent les ennuis des longues soirées d'hiver.

On trouve dans les anciens amusements de Spa , l'histoire d'un revenant extraordinaire qui fit longtemps le plus grand bruit.

Il y a un siècle , la maison enseignée des armes d'Angleterre , à Spa , était une auberge très-fréquentée : une jeune et jolie fille , d'un esprit vif , et d'un caractère gai et aimable , tenait la maison sous les yeux de son père , homme d'une grande probité.

« Un jour il arriva que cette fille se plai-
» gnit qu'elle avait été si fort tourmentée pen-
» dant la nuit qu'elle n'avait pu dormir. Elle
» disait qu'elle avait senti à diverses reprises
» qu'on tirait ses couvertures et que quelque
» chose de fort pesant s'était mis sur son lit.
» Elle avait cru d'abord que c'était le gros chien
» de la cuisine qui s'était réfugié dans sa cham-
» bre, qui en est assez proche. Dans cette idée,
» elle l'avait appelé comme pour le caresser,
» sans pouvoir le reconnaître, ni le faire ap-
» procher. Fatiguée enfin de cette inquiétude,
» elle l'avait menacé d'un ton de colère, et dans
» le temps qu'elle s'armait d'un bâton qu'elle
» avait auprès de son lit, et qu'elle se le-
» vait pour le chasser, elle avait vu sa cham-
» bre remplie d'une si grande clarté qu'elle s'é-
» tait remise au lit toute tremblante, et qu'au
» cri qu'elle avait fait, le je ne sais quoi, avait
» disparut.

» La nuit suivante, la vision revint, mais avec
» des circonstances plus effrayantes. Elle se sentit
» éveiller doucement, par un mouvement assez
» léger. Elle crut même sentir une main dans
» son lit, et dans le moment qu'elle voulait s'en
» saisir pour en arrêter l'indiscrétion, tout son

» lit fut éclairé d'une lumière subite qui l'ef-
» fraya au point que l'on peut imaginer. Elle
» fit aussitôt maints signes de croix sur elle,
» en fermant les yeux: la clarté disparut, mais
» ils n'eurent pas la force de chasser le lutin.
» La main invisible recommença son manège,
» d'une façon aussi pressante que hardie. La fille
» rouvrant alors les yeux, aperçut au pied de
» son lit une grande croix de lumière qui pa-
» raissait très-ardente, entourée de caractères
» épouvantables qu'elle prit pour une écriture
» magique. Le saisissement que ce spectacle lui
» causa, lui ôta la force de parler: et quand
» elle l'aurait pu, elle n'aurait osé le faire, par-
» ce qu'au-dessous d'une image de la Vierge qui
» était au pied de son lit, elle lut ces deux mots,
» *Tais-toi*, qui étaient écrits en caractères lu-
» mineux et très-distincts. Réduite à n'oser crier,
» la pauvre fille récitait en elle-même tout ce
» qu'elle savait de prières, et se vouait à tous
» les saints de sa connaissance; il n'y eut sorte de
» pélérinages qu'elle ne promit, et oubliant dans
» son trouble qu'elle s'était cachée dans ses draps,
» elle attribuait à ses vœux, les ténèbres où elle
» n'était que parcequ'elle avait fermé les yeux.
» Elle ne les eut pas plus tôt ouverts, qu'elle

» pensa mourir de frayeur. Elle vit au bord de » son lit un spectre affreux, qui lui parut de » la hauteur de la chambre. Cette figure avait » les bras étendus en croix , et la tète toute » brillante de lumière : ce qui pouvait encore » effrayer davantage, c'est qu'elle semblait avoir » plusieurs mains, l'une montrait du doigt la » défense de crier, tandis que l'autre agitait la » couverture, sans que ce spectre cessât cependant » de former une figure de crucifix.

» Une vision si singulière parut à cette fille » une apparition céleste, et croyant que ce fut » un ange de lumière, elle ramassa ses forces » pour se lever et se jeter à genoux. Dans l'ins- » tant elle se trouva si étroitement embrassée » par le spectre, qu'elle se crut perdue. Les » caresses de cette figure également pétulante » et affreuse ne lui paraissant pas assez célestes, » elle lutta long-temps pour s'en débarrasser, » et se sentant pressée, elle appela du secours » en criant de toute sa force. Ses cris ayant » réveillé deux dames qui étaient dans la chambre » voisine, elles firent lever leur femme de chambre » pour voir ce que c'était. Cette femme ayant en- « tr'ouvert la porte, aperçut un spectre tout bril- » lant de lumière, qui lui jeta du feu et de

» la fumée, en lui criant gravement, *retire-toi* » *ou tu meurs.*

» L'alarme et la frayeur se répandirent dans » la maison, et dès le matin elles quittèrent » l'auberge, assurant qu'il y avait un lutin dans » la maison, et un lutin de la plus méchante » espèce. Un moine qui logeait depuis quelque » temps dans cette auberge confirma la vision, » et par son témoignage et par des exemples qu'il » cita fort à propos, il assura que ce spectre » lumineux pourrait bien être l'ame de la dé- » funte mère de cette fille, et qu'il fallait avoir » recours aux messes et aux prières.

» Le père voyant le tort que ce lutin allait faire » à sa maison, voulut maltraiter sa fille, et la » traita de visionnaire. Les dames et le moine » prirent le parti de cette malheureuse, et sur » la foi de la femme de chambre qui assura avoir » eu sa part de l'aventure, il remit de l'argent » au moine pour dire des messes et en envoya » aux Capucins à cette intention.

» La fille ne pouvait se résoudre à retourner » seule à son lit, et à force de promesses, elle » engagea une de ses servantes à coucher avec » elle. Les croix lumineuses reparurent, mais le » spectre ne vint pas; le moine s'en applaudit

» et dit que c'était déjà l'effet de ses prières. » Vers le soir il recommença ses exorcismes et » jeta de l'eau bénite dans tous les coins de la » chambre.

» Par malheur, ses exorcismes ne firent au- » cune peur au lutin : c'était un lutin solitaire » et fin qui apparemment n'aimait point la com- » pagnie de la servante. La fille était seule, et » comme le spectre n'en voulait qu'à elle, il » revint cette nuit la visiter, avec un appareil » encore plus terrible que les nuits précéden- » tes, la chambre parut en feu de tous côtés, » et semée de petites croix lumineuses, avec » quantité d'écritures et de caractères, parmi » lesquels l'importante défense de crier était » plusieurs fois répétée très distinctement. Au » milieu de cette illumination, la fille vit le » spectre avec une chemise toute de feu s'a- » vancer gravement jusqu'à elle. Quand il fut » auprès de son lit, il l'appela par son nom, » et lui ordonna de lui faire place. La pauvre » enfant déjà demi-morte de peur, sentant que » le lutin s'approchait d'elle, fit des cris qui » éveillèrent toute la maison. Le père accourut » avec quantité de reliques qu'il avait emprun- » tées aux Capucins ; mais lorsqu'il entra le spec-

» tre était déjà disparut, et il ne lui fut donné
» de voir que les croix lumineuses et l'écriture
» qui paraissaient encore à travers une fumée
» légère qui remplissait la chambre.

» Le père presqu'aussi effrayé que sa fille,
» courut à la porte du moine et le pria de venir
» à son secours. Celui-ci, après bien des instances,
» ouvrit la porte de sa chambre et vint conjurer
» le lutin de s'expliquer : pendant les cérémo-
» nies, la fille était restée évanouie; le moine
» ordonna au père de chercher une chandelle
» bénite, pour observer toutes les traces du lu-
» tin. Dès que la chandelle parut, les croix lu-
» mineuses et les écritures disparurent. La fille
» revint aussi de son évanouissement, et raconta
» toutes les circonstances de la vision, avec ce
» sentiment de frayeur et de persuasion que la
» réalité seule de ces objets terribles peut donner.
» Le moine, pour la consoler, lui fit valoir
» la vertu de la chandelle bénite; il fit signe
» au père de la porter sur l'escalier, et aussitôt
» toutes les croix reparurent. Le bon homme
» ayant remarqué quelques étincelles sur l'habit
» du moine, ne voulut pas le laisser seul, exposé
» à ces symptômes ardents, et ils passèrent le
» reste de la nuit ensemble. Le jour parut enfin

» et l'illumination cessa. Le moine sortit pour » aller dire la messe et ne revint qu'à l'heure » du dîner.

» Deux officiers Hollandais qui étaient arrivés » la veille, ayant remarqué le désordre de la » pauvre jeune fille, la questionnèrent. Elle » avait l'esprit si plein de son aventure, qu'elle » la leur raconta bonnement, malgré la défense » de son père. Après bien des informations ces » messieurs crurent apercevoir quelque chose de » louche à travers toutes ces merveilles, et ils ré- » solurent de chasser le lutin, après toutefois » avoir fait part de leur résolution au père et à » sa fille.

» Les officiers imaginèrent plusieurs projets, » dont le plus facile à leur gré fut choisi. Ce » fut que le père et la fille affecteraient un » air triste jusqu'à parfait éclaircissement, et » qu'ils laisseraient continuer les messes comme » à l'ordinaire; que la fille coucherait dans une » autre chambre; qu'un des officiers irait se » mettre dans le lit de la fille dans la chambre » où elle avait couché jusqu'ici, tandis que le » second officier avec leur hôte attendraient l'é- » vénement dans la cuisine; tout ceci fut te- » nu extrêmement secret. Le soir, la fille af-

» fecta de pleurer, et le père pour mieux ca-
» cher sa défiance engagea le bon moine à re-
» nouveller ses prières à la porte de la cham-
» bre de sa fille et à y jeter de l'eau bénite.
» Chacun se retira ensuite et l'on éteignit tou-
» tes les lumières.

» Deux heures se passèrent dans un grand
» silence. L'officier qui était dans le lit de la
» fille, attendait impatiemment la vision; lors-
» qu'il entendit ouvrir doucement la porte de
» la chambre. Il affecta un sommeil tranquille,
» et après avoir entendu faire plusieurs tours
» dans la chambre, il sentit quelque chose qui
» voulait léver sa couverture, et en même temps
» il aperçut toute la chambre en feu, des croix,
» des lumières, des lettres de feu, et un spec-
» tre horrible, qui paraissait vomir des flam-
» mes et de la fumée. Le spectre après avoir
» murmuré quelques paroles barbares autour de
» la chambre, s'approcha du lit. L'officier qui
» l'observait, prenant alors son temps, lui jeta
» sur le cou un nœud coulant dont il avait at-
» taché le bout à l'un des pieds du lit, et tirant
» alors la corde de toute sa force, terrassa le
» spectre, et se jeta impétueusement sur lui. Sa
» chûte fut encore plus effrayante que sa figure:

» elle fut accompagnée d'éclairs, et d'un éclat
» pareil à celui d'un coup de pistolet, qui
» remplit toute la chambre de fumée. L'autre
» officier et le bon homme accoururent au bruit
» avec des flambeaux, des armes, et dégagèrent
» au-plus-tôt le spectre de dessous son vainqueur
» dans l'impatience de le voir. Mais quelle fut
» leur surprise, quand ils reconnurent que ce
» lutin si terrible et si opiniâtre n'était autre
» que le moine qui jouait cette farce pour sa-
» tisfaire sa lubricité ! Le père entra dans une
» fureur que l'on eut peine à arrêter. Le moine
» se relevant alors sur ses genoux, demanda
» pardon de sa faute, et fit en pleurant toutes
» les bassesses dont une ame aussi corrompue
» est capable. Dès quatre heures du matin, après
» avoir exactement payé sa dépense, remboursé
» l'hôte des frais qu'il avait faits pour les messes,
» et laissé quelques ducats de dédommagement,
» il partit, et on en entendit jamais plus parler. »

C'est aux environs de Spa que sont nés Annette et Lubin, si connus par un des contes de Marmontel et une pièce de théâtre de l'abbé de Voisenon. Ils étaient jeunes encore lorsque leurs parents vinrent à mourir. Orphelins et n'ayant d'autres ressources que le faible salaire qu'ils recevaient pour garder les moutons dans ces plaines arides qui s'élèvent au-dessus de Spa ; ne se doutant pas d'ailleurs qu'il y eut d'autres lois au monde que les lois simples de la nature, ils crurent que rien ne s'opposait à leur union. Tous deux d'une grande beauté, ils ne tardèrent pas à s'aimer tendrement. Marmontel en fait le portrait, le plus séduisant : « Annette, sous » un simple bavolet, relevait négligemment sa » chevelure d'un noir d'ébène. Deux grands » yeux bleus pétillaient à travers ses longues » paupières. Ses lèvres de rose appelaient le doux » baiser. Son teint bruni par le soleil, était » animé de cette légère nuance de pourpre qui » colore le duvet de la pêche. Tout ce que les » voiles de la pudeur dérobaient aux rayons du » jour, effaçait la blancheur du lys : on croyait » voir la tête d'une brune piquante sur les » épaules d'une belle blonde.

» Lubin avait cet air décidé, ouvert et » joyeux, qui annonce un cœur libre et con- » tent. Son regard était celui du désir, son rire » celui de la joie. En éclatant il laissait voir des » dents plus blanches que l'ivoire. La fraîcheur » de ses joues arrondies invitait la main à les » flatter. Ajoutez à cela des cheveux blonds ar-

» gentins, bouclés des mains de la nature ; une » taille leste, une démarche délibérée, l'ingé» nuité de l'âge d'or qui ne doute et ne rougit » de rien. C'est là le portrait de l'amant d'An» nette.

» Exempts d'envie et d'ambition, leur état » n'avait pour eux rien d'humiliant, rien de » pénible. Ils passaient les belles saisons dans » cette cabane verdoyante que Lubin avait cons» truite près du tonnelet. Le soir il fallait ra» mener les troupeaux au village ; mais la fa» tigue et les plaisirs du jour leur préparaient » un repos tranquille. L'aurore les rappelait dans » les champs plus empressés de se revoir. Le » sommeil n'effaçait de leur vie que les mo» ments de l'absence : il les dérobait à l'ennui. » Cependant un bonheur si pur ne fut pas inal» térable. La taille légère d'Annette s'arrondis» sait insensiblement. Elle n'en savait pas la » cause ; Lubin lui-même ne s'en doutait pas. »

Le curé avertit un peu tard, fit appeler ces jeunes amants ; mais malgré ses remontrances, malgré ses menaces, trouvant que rien ne manquait à leur bonheur, ils refusèrent d'abord de croire que quelque chose manquait à la validité de leur mariage, et ce ne fut que plus tard, que mieux instruits, ils consentirent à le sanctionner par les cérémonies religieuses.

Un Anglais qui connut leur histoire, les prit en affection; et leur procura par ses bienfaits une honnête aisance.

Quelqu'un, dit Leclerc, les amena à Paris vers la fin du siècle dernier et les produisit dans les salons, les promenades et les spectacles. Je me souviens, dit-il, de les avoir vus aux Italiens un jour qu'on représentait l'opéra qui porte leur nom.

L'auteur de l'hermite de la chaussée d'Antin, qui vint à Spa en 1779, dit avoir visité au voisinage du Tonnelet les ruines de leur chaumière, et c'est en leur mémoire que la montagne de Spaloumont qui domine à Spa la place Royale, porte plus communément le nom de montagne d'Annette et Lubin.

L'histoire de la fille Maréchal que je vais rapporter ici, et dont on a tant parlé à Spa, prouve qu'il y a soixante-dix ans, les sorciers et cette infinité d'êtres possédés du démon jouaient encore un grand rôle dans la société.

La nommée Élisabeth Maréchal, jeune fille d'une rare beauté, à peine âgée de 18 ans, issue d'une honnête famille de Spa et orpheline dépuis plusieurs années, habitait Namur il y avait quatre à cinq ans, lorsqu'au mois de novembre 1760, elle revint à Spa pour un motif qui fut toujours un secret.

Le cinq janvier 1761, vers les quatre heures et demie du soir, une tante chez qui elle restait, l'envoya au vieux Spa où elle avait à faire. Comme elle passait par la ruelle dite *Macra*, elle rencontra un jeune homme enveloppé d'un manteau, qui s'approcha d'elle et lui dit : ma belle enfant ! donnez-moi la main. Surprise d'un pareil début, cette jeune personne, pleine de candeur, ne répondit qu'en rougissant, et malgré les instances de cet inconnu, retenue par une timidité bien naturelle à son âge, elle refusa. Ce jeune homme outré de son refus, lui dit alors : vous ne voulez donc pas ; eh bien ! vous vous en repentirez ; dans peu de temps je me ferai connaître.

De retour chez elle, Elisabeth fit part à sa tante de sa rencontre ; mais celle-ci n'y prêta guères attention, et dit qu'assurément c'était quelqu'un qui voulait lui faire peur.

Le même soir étant à table pour souper, on entendit un bruit semblable à celui que ferait un chat en grattant : on regarda sous la table, et on ne vit rien. A peine était-on remis a table, qu'on commença à gratter de nouveau. (C'est à cause de cela qu'on l'appelait le *gratteux.*) Ce qui dura toute la soirée au grand étonnement des personnes de la maison.

Le lendemain, six janvier, à l'heure du dîner, la soupe étant servie, on vit disparaître de la table l'écuelle et une cuiller, sans apercevoir personne. Cette chose vraiment extraordinaire se répandit bientôt dans tout Spa; plusieurs personnes furent ce même jour y passer la nuit pour s'assurer du fait, et on ne cessa de gratter.

Alors on ne manqua pas de crier aux sorciers, et à la fin on convint d'appeler celui-ci un Nécromancien.

Pendant un an, tout le manège se réduisit à des farces incroyables, et qui ne sont appuyées par aucun tour de physique.

Ainsi il arriva qu'un jour un riche particulier de Spa qui s'était rendu dans cette maison par curiosité, s'adressa au prétendu nécromancien, et lui dit, en lui présentant les clefs de sa cave, d'aller y chercher six bouteilles de vin d'une qualité qu'il indiquait. Aussitôt les clefs disparurent, et à la grande surprise des spectateurs, après dix minutes d'attente, les six bouteilles se trouvèrent sur la table. D'autres fois on l'envoya quérir des épiceries, du pain, du beurre, de l'eau, et autres choses nécessaires au ménage, et toujours invisible, il exécuta ponctuellement les ordres qu'il reçut.

L'année se passa ainsi, et mille farces de l'espèce vinrent tour-à-tour égayer ou glacer de terreur les curieux.

Dans l'entretemps la fille Maréchal, toujours l'esprit occupé de sa fatale rencontre ; l'ame agitée peut-être de sentiments qui furent toujours un mystère, et se croyant sans cesse sous l'influence du nécromancien, était tombée dans un état de langueur et d'épuisement qui ne firent que hâter la folie complète qui s'empara d'elle jusqu'à sa mort.

Au commencement de janvier 1762, toutes ces plaisanteries qui avaient effrayé le peuple crédule, cessèrent pour faire place à tous les égarements de l'esprit de cette malheureuse et intéressante personne.

Elle se crut bientôt maltraitée par ce jeune inconnu à qui elle avait refusé la main ; elle l'accusait de lui faire éprouver les plus cruels tourments. Elle le voyait sans cesse à ses côtés : tantôt il la caressait, l'embrassait; tantôt elle jetait des cris de douleur; c'était, disait-elle, ce cruel qui la pinçait à la faire saigner; lui enfonçait des clous, des épingles dans les joues; mais dans le même instant, il implorait son pardon; elle le voyait à ses genoux, l'entendait, lui parlait. Tout-à-coup il lui semblait qu'il la prenait de son lit, la jetait au plafond, pour se donner le plaisir de la laisser retomber : et puis, voilà qu'il riait aux éclats.

Mille extravagances de la sorte amusèrent les crédules jusqu'à ce qu'un rapport bien circonstancié de l'état de cette fille, fut adressé par le digne curé de Spa à Monseigneur le Prince-Évêque de Liége, qui étant venu tout exprès au mois de juin, fit convoquer les curés et tous les prêtres du canton, qui après l'examen le plus réfléchi de cette fille, déclarèrent à l'unanimité qu'elle était obsédée par quelque démon, et qu'il n'y avait pas d'autre remède que de faire l'exorcisme.

En conséquence Monseigneur l'Évêque permit les cérémonies nécessaires, et en chargea un des pères Capucins de Spa, nommé Maximilien, qui s'était offert dès le premier moment.

Il s'y prépara par un jeûne de vingt jours, et le onze du mois d'août, il commença l'exorcisme qui devait durer neuf jours.

Ainsi qu'on devait s'y attendre, les cérémonies firent le meilleur effet; on ne vit plus rien. (il était invisible le nécromancien) seulement on entendait du bruit dans la chambre voisine, où se trouvait la patiente.

Le cinquième jour, comme le père Maximilien disait ses heures au couvent pendant qu'on y célébrait la grand'messe, il fut jeté par la fenêtre de sa cellule. Les dévôts trouvèrent ce malheureux, victime de son dévouement, ayant les jambes fracturées en plusieurs endroits. On le reporta au couvent, où il mourut quelques jours après dans d'horribles souffrances sans avoir pu achever l'exorcisme.

Voyant que la fille n'était plus tourmentée, on résolut de la transporter dans une maison appartenant à ses parents, située à côté de l'église. Là cette malheureuse tomba dans un marasme complet, et succomba le 25 décembre, après avoir enduré toutes les tortures que les sots préjugés du temps lui avaient préparées.

Pendant qu'on lui administrait les secours spirituels de l'église, on rapporte qu'un rat sortit du lit, sauta au cou de la mourante, et disparut au grand étonnement du vicaire et de plus de vingt personnes qui étaient présentes.

Enfin pour finir la farce, on dit que lors de son enterrement, on entendit la détonation de plus de cent coups de fusil, et encore tout cela sans voir personne.

L'histoire de cette malheureuse fille n'est pas tout-à-fait une fable : aujourd'hui on trouve à Spa des vieillards respectables qui l'ont bien connue, et qui ont encore présents à l'esprit tous les contes qu'on débitait à ce sujet.

Assurément cette jeune personne n'éprouvait rien d'autre que des hallucinations, espèce de folie dont on aurait pu la guérir, mais avec d'autres remèdes qu'avec des cérémonies religieuses, qui ne faisaient qu'ajouter à son mal.

Spa, dépuis longtemps célèbre par ses eaux minérales, voyait accourir à leur source salutaire, une foule de personnes de tous les rangs, de tous les pays, qu'y attiraient les charmes du lieu et la liberté dont on y jouissait. Le besoin de former un établissement qui put ajouter quelques agréments à la salubrité de ses eaux, se fit donc de nouveau sentir en 1762.

Le sieur Alexandre Hay, alors possesseur d'une

des plus vastes maisons du bourg, avait bien une salle où se rassemblaient à la fin du jour les étrangers, et où ils trouvaient le divertissement du bal et l'amusement des jeux; mais bientôt il fut reconnu que ce local ne pouvait plus suffire à la foule qui chaque saison se rendait aux eaux de Spa. Des personnages des plus respectables exhortèrent le magistrat à construire des salles dignes d'un tel concours; mais malgré les avantages qu'on lui faisait entrevoir, il s'y refusait dans la crainte d'une dépense perdue, si quelque particulier s'était ensuite avisé d'attirer les assemblées chez lui par intrigue ou par tout autre moyen. Il fallait donc un encouragement pour exciter une telle entreprise. Le Prince-Evêque d'Augsbourg étant alors à Spa, voulut bien se charger d'en écrire au Prince de Liége, le Cardinal Jean Théodore, de Bavière, qui promit de faire attention à sa demande, à laquelle était jointe une supplique très-humble du magistrat de Spa. Le Prince, après un examen réfléchi du projet de cette communauté, en reconnut bientôt toute l'utilité, et lui accorda par octroi du premier octobre 1762, le privilége exclusif de tenir toutes les assemblées publiques, de bals et de jeux, comme le seul dédommagement et la plus sûre garantie de succès que pouvait espérer les entrepreneurs, défendant en outre à tous et un chacun d'en tenir ailleurs, sous peine d'une amende de cinquante florins d'or, moitié au profit de la communauté et moitié au profit de l'officier tenu d'agir à la réquisition du magistrat. En accordant ce privilége, le prince n'ignorait pas cependant qu'il était essentiel de prévenir l'abus des jeux qui étaient regardés alors ainsi qu'aujourd'hui comme un mal nécessaire à Spa, et c'est pourquoi ils restèrent soumis à la surveillance continuelle de la police.

Le magistrat ne songeant qu'à mettre à profit le privilége qu'il venait d'obtenir, après avoir fait l'acquisition d'un emplacement convenable pour la Redoute, fit dresser un plan superbe par le sieur Digneffe, architecte distingué de la ville de Liége, et après l'avoir soumis à l'approbation du chapitre cathédrale, le siége vacant, les fondements du nouvel établissement furent immédiatement creusés, tous les matériaux nécessaires achetés des deniers communaux, et l'exécution des travaux rendue publiquement au rabais.

Les constructions étaient déjà bien avancées, lorsque plusieurs particuliers suscitèrent une cabale pour entraver les travaux, et à force de se récrier contre la dépense excessive et l'incertitude du succès, ils réussirent à effrayer la multitude dont une partie avait cependant approuvé le plan, ainsi qu'il conste de l'acte de rendage du 25 janvier 1763.

Après bien des remontrances tant de la part des membres de l'administration que des opposants, le chapitre par résolution du 30 avril 1763, ordonna une convocation générale des habitants de la commune de Spa pour le 15 mai suivant, afin de connaître leur sentiment touchant le refus ou l'acceptation du privilége.

En conséquence tous les notables furent convoqués, et le 15 mai 1763, ils signèrent en mains de deux notaires et du gouverneur de Franchimont, l'acte authentique par lequel ils déclaraient non-seulement ne pas vouloir de ce privilége et de ces salles pour la communauté; mais encore qu'ils regardaient ces établissements comme nuisibles et contraires aux bonnes mœurs et à la religion.

Alors les opposants voulurent forcer les membres de l'administration qui avaient accepté l'octroi du Prince à indemniser la commune des frais de construction.

Dans cet état des choses deux particuliers de Spa, Lambert Xhrouet et Gérard Deleau, furent invités à l'accepter pour leur propre compte; mais ils n'osèrent le faire sans s'associer quelques autres personnes, par contrat en date du 26 juillet 1763, et qui malgré la mauvaise opinion que leurs concitoyens avaient de cette entreprise, y risquèrent leur fortune.

Cette société, après avoir remboursé la communauté de ses avances, qui s'élevaient alors à environ soixante mille florins de Liége, reçut du consentement unanime des habitants de Spa, la confirmation du privilége en sa faveur pour le terme de cinquante ans, par octroi du 20 mai 1763, et ce fut par une dépense portée à plus de six cents mille florins qu'elle parvint à assurer le succès de cet établissement.

A peine les propriétaires de la Redoute avaient-ils obtenu le privilége en question, qu'ils voulurent empêcher le sieur Hay de continuer à donner chez lui des bals, jeux etc. Celui-ci et plusieurs autres bourgeois de Spa, s'adressèrent au chapitre pour se plaindre de ces prétentions, et réclamèrent contre cet octroi, qui leur arrachait le droit de faire profit de leurs maisons et propriétés. Alors le chapitre par apostille en date du 18 juin 1763, déclara positivement que par l'octroi du 20 mai il n'avait entendu ôter à personne la liberté qu'ont tous les particuliers de tenir chez eux toutes sociétés et assemblées de bals et de jeux.

Après cette déclaration le sieur Hay et autres bourgeois de Spa continuèrent à user de leur droit comme auparavant; mais la société de la Redoute s'adressa de nouveau au chapitre pour se plaindre de la violation de l'octroi. En conséquence le chapitre, par apostille en date du 14 janvier 1764, déclara de nouveau, qu'à la vérité, il n'entendait pas que l'octroi du 20 mai portât la moindre atteinte aux possessions des habitants de Spa et à leurs droits, de tirer tout l'avantage possible de leurs maisons, en y donnant des bals, des jeux etc. Mais il restreignit ce droit aux assemblées et bals particuliers, déclarant que celui de tenir les assemblées et bals publics, c'est-à-dire, annoncés par affiches, et où l'on entre à prix d'argent, appartenait aux propriétaires de la Redoute exclusivement; que c'était là le but et le sens du privilége exclusif.

Après cette déclaration du chapitre, chacun continua à jouir de son droit ; Hay satisfait donnait chez lui les jeux de hasard et des assemblées particulières ; les privilégiés de leur côté attiraient la foule à leurs assemblées et bals publics, et y étalaient un luxe jusqu'alors inconnu à Spa. Les saisons devinrent chaque année plus brillantes ; les étrangers y accouraient non-seulement pour y chercher la santé, mais encore pour y prendre leur part des plaisirs variés qu'on y trouvait. Aussi c'est depuis l'érection de la Redoute qu'on vit s'embellir ce bourg célèbre, et tous ses habitants s'enrichir de l'or qu'y apportaient les étrangers. C'est depuis lors qu'on vit de misérables manoirs se changer en des logements commodes, et s'élever tous ces beaux hôtels qui forment aujourd'hui la ville. Ses revenus publics augmentèrent en peu de temps du double. Toutes ses promenades, tous ses abords, tous ses bâtiments publics ne datent, pour ainsi dire, que de cette époque. Enfin la Redoute devint le rendez-vous général du beau monde, et les soins assidus qu'on se donna pour y concentrer tout ce que l'ordre, le goût, la propreté et l'exactitude purent y faire désirer, ne firent qu'en augmenter le concours.

Entretemps la salle de la Redoute était devenue le sanctuaire de Plutus, le Pactole y roulait, tout secondait les vœux des actionnaires; lorsqu'en 1766, un bourgeois de Liége s'avìsa de faire aussi la demande d'un octroi exclusif, pour élever à Spa une glacière dont le besoin s'était plus d'une fois fait sentir: ce nouvel établissement devait aussi contribuer à l'agrément de Spa, qui ne pouvait même s'en passer. Il obtint l'octroi demandé, la glacière fut bâtie, et le privilégié voulut avec raison empêcher tout autre habitant du bourg de faire le commerce de glaces. Mais alors, la société de la Redoute, sans égard pour son privilége, brava l'octroi exclusif, et malgré ses réclamations fit construire une glacière.

Cette inconséquence des privilégiés de la Redoute, fut un coup de lumière pour le propriétaire de la glacière exclusive; il conçut l'idée fort simple de renverser à son tour l'autre octroi, comme on avait renversé le sien, et s'empressa de chercher les moyens de former une société capable de lutter contre celle de la Redoute.

D'un autre côté le sieur Hay avait vu ses assemblées particulières diminuer insensiblement; tout le monde se portait à la Redoute, et ses salles restaient désertes. Ce fut donc en quelque sorte pour le dédommager que le 20 août 1767, une société Anglaise résolut d'établir chez lui un club célèbre, où se réunit chaque saison jusqu'en 1802, tout ce que Spa renfermait de plus distingué parmi les étrangers, et qui ne cessa depuis son institution d'exercer sur toutes les affaires de ce bourg la prépondérance la plus marquée.

Le propriétaire de la glacière ne perdit point son temps; il se hâta de profiter de l'inconséquence des privilégiés, et le 8 janvier 1769, il se forma une société qui fit élever une nouvelle salle plus riante, plus vaste, et par sa situation pittoresque infiniment plus agréable que la première. En vain les actionnaires de la Redoute voulurent-ils en empêcher l'édification; elle s'acheva sous leurs yeux, et au mois de juin 1770, on l'ouvrit sous le nom de Waux-Hall au public qui y courut en foule. Une musique ravissante y attendait chaque matin les étrangers qui venaient y prendre le déjeûner au retour des fontaines; ensuite on y dansait, on y jouait aux jeux de hasard, et le soir on y donnait des bals, des assemblées, des feux d'artifices, et autres divertissements.

Les sociétaires de la Redoute, le privilége déployé, ne tardèrent pas à se plaindre de cette infraction, et ils sommèrent l'autorité de laquelle il émanait de le soutenir. Enfin ils se portèrent à des voies de fait, et en vertu de l'octroi du 20 mai 1763, ils voulurent faire fermer la nouvelle salle. Les Waux-Hallistes de leur côté méprisèrent ces clameurs, se moquèrent de cette colère : fermes, ils attaquèrent le privilége, réclamèrent la liberté nationale, et le 28 juin 1770, ils obtinrent des échevins de la justice souveraine de la cité et du pays de Liége, un mandement de maintenue par lequel ils furent autorisés de donner aux étrangers dans leur bâtiment du Waux-Hall, toutes sortes de rafraîchissements, repas, festins, jeux, musiques, danses et autres amusements et divertissements, et d'y exercer tout autre commerce non contraire aux lois du Pays ; défendant au Gouverneur et au Lieutenant-gouverneur de Franchimont toutes voies de fait contre les propriétaires, locataires, domestiques ou employés du dit Waux-Hall ; d'y enlever ou faire enlever les argents exposés et mis en jeu ; au surplus leur ordonnant d'y faire respecter les étrangers qui s'y rendraient, le tout sous peine de dommages-intérêts envers la partie plaignante : de telle sorte qu'en empêchant ainsi de le mettre à exécution, les échevins de Liége rendirent nul le privilége exclusif.

Les possesseurs de la Redoute n'eurent donc à opposer aux entrepreneurs du Waux-Hall que les tribunaux ; car le Prince d'Oultremont, alors régnant, écouta les réclamations des nouveaux associés ; il laissa attaquer le privilége, prêt à le déclarer nul, si on lui prouvait que son pouvoir ne s'étendait pas jusqu'à l'accorder.

Les Waux-Hallistes disaient et soutenaient fortement que les jeux de *hasard* n'étaient pas permis aux entrepreneurs de la Redoute exclusivement à tous autres, puisqu'il n'était pas fait mention de ces jeux dans le privilége ; qu'un octroi est de très étroite observance, et qu'il n'est pas à présumer que le Prince aurait voulu permettre un jeu qui est positivement défendu par les lois suprêmes de l'empire ; que d'ailleurs une permission de faire ce qui est défendu ne se présume pas et ne s'accorde pas sous des termes vagues, mais doit être clairement exprimé.

En même temps, les étrangers qui déjà avaient goûté tous les agréments du Waux-Hall, s'intéressaient en faveur de cette nouvelle entreprise : le 22 août 1771, le Lieutenant-gouverneur de Franchimont, escorté de gents armés, fit arrêter et conduire en prison le sieur Peretti, un des banquiers du Waux-Hall, qui ne fut relâché que sous caution. Aussitôt la société du club anglais s'adressa au Prince pour se plaindre de cette infraction à la liberté du pays, le priant très humblement d'accorder sa protection au nouvel établissement qui procurait aux nombreux étrangers des plaisirs si variés.

Pendant tout le cours des procédures les plus animées, poussées avec toute l'ardeur de l'intérêt personnel, procédures qui durèrent quatre ans au moins, les Waux-Hallistes, tout en jouissant de leur droit de donner des assemblées, bals, jeux, etc. en dépit du privilége, ne cessèrent d'essuyer les vexations et l'injustice du Lieutenant-gouverneur de Franchimont qui s'était déclaré le protecteur des privilégiés, jusqu'en 1773, où les nouveaux entrepreneurs offrirent à la cour les 30 % sur leurs bénéfices libres de frais, qu'elle avait exigés pour la tolérance des jeux et la garde qu'elle accorda pour leur maison.

Après la saison de 1773, le comte de Velbruck, Prince-Évêque de Liége, désirant autant que possible conserver un aussi beau revenu, et sentant combien toutes ces querelles de jeux faisaient peu d'honneur au pays, fit cesser tout le tapage, réunit les deux maisons, et par acte en date du 26 janvier 1774, les sociétaires de la Redoute, surpris d'ailleurs de la résistance opiniâtre de leurs concurrents, les associèrent à une partie de leur privilége, en réservant au Prince dans les bénéfices des deux maisons les 30 °[o, qui pouvaient s'élever annuellement à environ quatre-vingts mille florins, qui étaient partagés entre des seigneurs de sa cour.

Entretemps on n'avait rien négligé pour rendre Spa de plus en plus agréable au concours brillant d'étrangers qui s'y rendaient de toutes les contrées de l'Europe. En 1765, on fit la nouvelle levée qui conduit à la Géronstère, et l'année suivante on élargit à grands frais la place Pierre-le-Grand. En 1768, on édicta les terrains pour la construction de la belle chaussée qui conduit de Spa à Theux et de là à Liége. En 1769, on vit s'élever la magnifique salle à colonnes de la Redoute, ainsi que la jolie salle de Spectacle. En 1773 on construisit l'Hôtel-de-Ville, et on bâtit aux frais de la communauté un entrepôt considérable qui est le bâtiment où est aujourd'hui l'établissement des bains. En 1779, la communauté fit encore à ses frais la chaussée qui conduit à la Sauvenière, et en même temps la communication de cette dernière fontaine à la Géronstère. En 1781, la promenade de Sept Heures, dont une partie avait été construite en 1750, fut embellie et prolongée jusqu'à la chaussée. Enfin la population avait tellement augmenté en peu de temps, qu'en 1782, on dut éloigner le cimetière de l'église et faire l'acquisition du terrain où il est aujourd'hui, auquel on joignit des caveaux pour les réformés ; et quant aux embellissements particuliers, il suffira de dire que depuis 1748, jusqu'à 1781, on construisit à Spa 180 maisons neuves, sans compter celles qui furent réparées.

D'un autre côté, Spa s'énorgueillissait d'inscrire chaque saison sur ses listes les noms des personnages les plus illustres ; le roi de Suède, Gustave III, y vint en 1780, et prit les eaux pendant deux mois, qui furent passés au milieu des fêtes les plus brillantes. Le duc de Chartres et beaucoup d'autres personnages augustes accoururent de toute part pour rendre visite au monarque Suédois.

Mais rien n'est comparable à la saison de

1781, à cause de l'affluence de monde qui se rendit à Spa pour y voir l'Empereur Joseph II qui, sous le nom de Comte de Falkenstein, y arriva le 19 août. Ce fut à pied qu'il y entra, un de ses chevaux ayant succombé à la fatigue : en arrivant il se fit conduire, sans se faire connaître, chez le Prince de Lichtenstein, et ne fut reconnu qu'à son hôtel où ses gents l'attendaient ; aussitôt il se montra au balcon pour satisfaire la multitude qui se pressait pour le voir, il prit ensuite une voiture et se rendit chez le Prince Henri de Prusse, frère du grand Frédéric, avec lequel il eut une longue conférence. Des fêtes magnifiques qu'il honora partout de sa présence, eurent lieu pendant son court séjour à Spa. Le lendemain de son arrivée, il visita les fontaines, et à la Géronstère il fit danser les Dames : de là il vint déjeûner au Waux-Hall, où pendant les jeux et la danse il se montra des plus aimables et de la plus grande galanterie. Le même jour il dîna chez le Prince Henri, où ayant trouvé l'abbé Raynal, il l'accueillit d'une manière si distinguée, que ce savant fut admis à leur table, et il l'invita même à venir habiter ses états. Le soir il fut au bal où il reçut tout le monde avec son affabilité ordinaire. Une dame lui demanda ce qu'il pensait de Spa. « *Je ne puis* » *mieux le définir, dit-il, qu'en lui donnant le* » *nom de Café de l'Europe.* »

Entre autres personnes de Spa que l'Empereur honora de paroles bienveillantes, on peut citer le mayeur Heyne, qui plusieurs fois lui avait envoyé des eaux du Pouhon. Ce grand Prince lui donna de ses mains une médaille d'or de la valeur de quatre cents francs, avec cette inscription ; *virtute et exemplo*, et en même temps il lui adressa ces paroles honorables : « *Vous êtes un très-honnête homme ; j'ai entendu très-bien parler de vous.* »

Le même mayeur Heyne reçut encore du Prince de Lichtenstein une médaille représentant l'effigie de ce Seigneur.

Le 21 août Joseph II partit de Spa en exprimant le regret de ne pouvoir y séjourner plus long-temps, ce séjour brillant lui ayant beaucoup plu.

Le prince Henri de Prusse et Raynal restèrent encore quelque temps à Spa après le départ de l'Empereur. C'est alors qu'un jeune littérateur Liégeois, J. N. Bassenge, à peine âgé de 23 ans, adressa à l'abbé Raynal, sous le titre de *Nymphe* de *Spa*, une épître pleine de feu et de talents, qui comme nous le verrons souleva contre lui la sainte colère de tout le clergé du Diocèse, et dont l'auteur en fit à Spa la lecture publique vis-à-vis de l'Hôtel-de-Ville.

LA NYMPHE DE SPA.

A L'ABBÉ RAYNAL

Tu vas quitter cette aimable retraite,
Où loin du bruit, des fourbes, des cagots,
Libre de soins, ton ame satisfaite
A su goûter les douceurs du repos.
Dans mes forêts, en ce réduit sauvage,
Où les beaux jours amènent tous les ans
Tant d'êtres nuls, tant de fous différens,
Avec orgueil j'ai vu paroître un sage.
Ainsi tu vois, dans mon riant vallon,
Entre la mousse et la pâle fougère,
Briller parfois une fleur passagère,
Quelques momens émailler le gazon,
Et parfumer la stérile bruyère.
De ses malheurs imbécile artisan,
Que contre toi dans sa fureur glapisse
Des préjugés l'aveugle partisan :

Que des mortels ce farouge tyran ,
Le fanatisme , à ton nom seul frémisse !
Le chêne altier , de vingt siècles vainqueur ,
Elève aux cieux son auguste feuillage :
Autour de lui , des autans en fureur
En vain mugit l'impétueuse rage ;
Inébranlable , il voit rouler l'orage.
A son abri , les chantres du bocage
Viennent former leur concert enchanteur ;
Brûlé du jour , arrosé de sueur ,
Sous ses rameaux , l'honnête voyageur
Goûte le frais et bénit son ombrage ;
Toujours utile , il brille et d'âge en âge ,
Sent augmenter sa force et sa vigueur.
Eh ! que lui font la vile fourmilière ,
Les vains efforts des insectes obscurs
Qui , sous ses pieds , rampant dans la poussière ,
Vont les souiller de leurs venins impurs ?
O vous , dont l'ame et grande , et courageuse
Dédaigne en paix les cris des envieux ,
De la raison défenseurs généreux ,
Venez , volez à ma grotte mousseusse ,
Et méprisez vos censeurs orgueilleux !
Sous mes berceaux , malgré la calomnie ,
L'intolérance et ses affreux suppôts ,
L'amant sacré de la philosophie

Fut couronné par la main des héros.
Salut à vous, ô Princes magnanimes,
Qui, déchirant le bandeau de l'erreur,
Suivez le cri de vos ames sublimes,
Et des humains cimentez le bonheur!
Oui, des Germains l'espérance première,
Ce bon Joseph, aux préjugés fatal;
Du plus grand roi que l'Europe révère,
Ce fier Henri, le frère et le rival,
Sourds aux clameurs des rives de la Seine,
Aux bords fleuris de mon humble fontaine,
Des vils cagots t'ont bien vengé, Raynal! . .
Poursuis en paix ton illustre carrière:
Que la santé file tes jours heureux;
Puisse mon onde et pure, et salutaire
En prolonger le cours si précieux!
Long-tems encore que ta voix révérée
Tonne au milieu des peuples corrompus;
Ramène au vrai cette foule égarée
D'êtres rampans, sous le joug abattus.
Vers toi l'Europe a les bras étendus:
Venge ses droits et sa cause sacrée;
Fais voir aux rois la sainte vérité;
Fais-leur aimer la douce bienfaisance:
Nous te devrons notre félicité,
Et dans ton cœur sera ta récompense.

A peine cette pièce de vers fut-elle connue à Liége, qu'elle fit naître contre Bassenge une espèce de persécution, et que le 28 octobre le mandement accusateur qu'on va lire, fut publié à Liége et dans toutes les paroisses du Diocèse.

A tous ceux qui ces présentes verront, Salut.

» *Ce n'est pas sans la plus vive douleur que nous*
» *venons de voir s'élever du sein des brebis confiées*
» *à nos soins, un homme turbulent, assez audacieux*
» *que d'oser publier, par une témérité inouïe, une*
» *pièce de vers insultante pour tous les genres d'au-*
» *torité, contenant l'éloge de l'Abbé* Raynal, *dont*
» *les ouvrages sont si justement proscrits, condam-*
» *nés, comme* impies, blasphématoires, séditieux,
» tendant à soulever les peuples contre l'autorité
» souveraine et à renverser les fondemens de
» l'ordre civil. *Ne pouvant ni tolérer, ni dissimuler*
» *une entreprise aussi hardie, nous jugeons devoir*
» *rendre publique l'indignation que nous avons res-*
» *sentie à la lecture de cette pièce scandaleuse, por-*
» *tant le titre de la* Nymphe de Spa à l'Abbé Raynal,
» *dont nous entendons punir l'auteur selon la ri-*
» *gueur des lois.*

» *Et comme nous n'avons rien de plus à cœur que*
» *d'écarter de nos peuples le souffle empoisonné de*

» *l'irréligion, et de les prémunir contre cette funeste*
» *épidémie, qui par-tout ailleurs fait les plus grands*
» *ravages, nous vous conjurons*, N.T.C.F., *de con-*
» *server avec soin le précieux trésor de la Foi, dont*
» *vous connoissez l'excellence et le prix : fermes*
» *et inébranlables dans la religion de vos pères,*
» *qui a toujours fleuri dans le Diocèse, et qui par*
» *son éclat en a fait une portion distinguée de l'hé-*
» *ritage de* Jesus-Christ, *vous n'aurez que du mé-*
» *pris et de l'horreur pour les sophismes et les atten-*
» *tats d'une philosophie insensée, qui ose s'élever*
» *contre Dieu, et blasphémer contre nos mystères.*

» *Nous ordonnons que la présente soit imprimée*
» *pour la connoissance d'un chacun, et qu'elle soit*
» *publiée demain Dimanche* 28 *du courant, dans*
» *toutes les Églises de notre cité de Liége, au Prône*
» *de la messe paroissiale. Donné à Liége ce* 27 *Octo-*
» *bre* 1781.

» *Pour Mr. le Vicaire-général absent.* [....] »

Le Prince Velbruck qui pendant son règne, donna tant de preuves de sagesse et de modération, ayant eu connaissance de ce mandement s'empressa d'interposer son autorité et d'en arrêter les suites aussitôt.

En 1782, vint à Spa le Grand-Duc de Russie, Petrowitz, depuis Paul Ier, accompagné de son épouse, la Princesse de Wurtemberg.

Le 22 août de cette année, vers deux heures après-midi, un orage épouvantable éclata sur la ville et ses environs, et causa les plus grands dommages. Les eaux crurent avec une rapidité étonnante, et s'élevèrent dans les rues à la hauteur de six pieds. Deux maisons et plusieurs ponts furent entraînés par le torrent; la plupart des autres maisons furent endommagées. Pendant l'orage les étrangers se trouvaient assemblés au Waux-Hall; dans l'instant ils s'empressèrent de faire une collecte pour ceux qui avaient le plus souffert; et elle produisit onze mille florins; la Duchesse de l'Infantado donna seule 4,000 florins, et les sociétaires de la Redoute et du Waux-Hall, qui toujours étaient les premiers à soulager les malheureux, et qui plus tard furent si injustement calomniés, donnèrent en outre 3,000 florins.

La saison de 1783 fut très-brillante; on y vit

le Duc d'Artois, depuis Charles X, avec une suite nombreuse, et une quantité de Princes et Princesses de différentes nations. En 1784, la foule fut aussi très-considérable ; les entrepreneurs des salles privilégiées ne cessaient d'y attirer les étrangers par de nouveaux embellissements, et les gains qu'ils faisaient, étaient pour tous les habitants de Spa en général une source d'aisance et de bonheur qu'ils n'auraient jamais dû oublier, si l'envie n'était venue leur suggérer des sentiments contraires, qui étaient généralement partagés par tous ceux qui n'avaient aucune part aux bénéfices énormes de ces maisons privilégiées, que des mauvais plaisants, faisant allusion au 30 °/₀ qu'en retirait la cour, et à la protection qu'elle leur accordait, appelaient par dérision *Maisons de la Banque Épiscopale.*

En même temps Spa se trouvait malheureusement infesté de ses aventuriers adroits et audacieux qui, fondant leur luxe et leur train sur les produits de ces parties secrètes, où l'astuce des compères attire et dépouille les dupes de toutes les nations, encombrent tous les lieux où les plaisirs et les jeux confondent les rangs et offrent ainsi un vaste champ à leurs manœuvres. La douceur du gouvernement du pays de

Liége ne les avait d'ailleurs que trop enhardis, et à la fin de cette saison, ils crurent pouvoir abandonner les moyens clandestins qu'ils avaient employés jusqu'alors et tenter la fortune d'une manière plus brillante.

Il restait peu de monde à Spa et surtout peu de ces personnes de rang qui en imposent. Depuis long-temps ces gents tracassiers et remuants enviaient les profits des maisons privilégiées sans pouvoir les partager; secondés par quelques vauriens, bourgeois de Spa, ils cherchaient tous les moyens de rendre odieux les propriétaires de ces maisons et attendaient avec impatience une occasion favorable pour profiter des fruits de leurs travaux.

Les banquiers employés aux jeux de hasard ayant borné ces jeux, suivant l'usage, vers le 15 septembre, cette modération dans les jeux qui s'était faite à la demande de quelques dames qui avaient elles-mêmes fixé le jeu pour n'en faire qu'un objet d'amusement, servit de prétexte à leur ressentiment, et ils firent signifier aux banquiers un ordre écrit et menaçant; de prodiguer l'or aux premiers venus. Les excuses des banquiers furent inutiles; les batteries étaient dressées; on échauffa les têtes; l'amour-propre et l'intérêt furent mis en jeux, et l'on profita du moment d'effervescence pour faire signer une promesse de ne plus fréquenter les salles privilégiées.

A peine ces intrigants eurent-ils obtenu cette promesse, qu'ils résolurent de faire bâtir une salle nouvelle, et qu'ils séduisirent à cet effet quelques bourgeois de Liége, qui jouissant des prérogatives nationales, étaient nécessaires à l'exécution de leur projet.

En conséquence ils s'adressèrent à Noël-Joseph Levoz, homme d'un caractère froid, persévérant et actif. Outre l'espoir d'une fortune considérable et rapide, les secours d'argent, la protection contre toute espèce d'autorité, furent promis avec ce ton d'assurance et d'importance qui en impose aux faibles.

Levoz examine la proposition, et séduit par tant de belles promesses, cherche et trouve des associés même parmi les membres de l'ordre équestre; le plan de l'édifice est tracé, et bientôt un emplacement convenable est acquis.

A la nouvelle de ce projet, les actionnaires de la Redoute et du Waux-Hall consternés, s'assemblent, délibèrent et jurent de soutenir leur privilége à tout prix et de mettre tout en œuvre pour empêcher la construction du nouvel établissement.

Mais Levoz ne se laisse pas ébranler par toutes ces menaces, ferme dans sa résolution et comptant sur la protection qui lui est promise, il rassemble une multitude d'ouvriers, et au mois de novembre 1784, fait creuser les fondements de la nouvelle salle.

Un nouveau règne commençait : le Prince Hoensbroeck avait d'abord retiré aux nobles les rétributions qu'ils percevaient des maisons privilégiées, et avait consacré tout le produit des jeux au soulagement des malheureux que renfermaient les hopitaux St-Léonard et des Incurables. De là l'inimitié de l'état noble contre le Prince et son chapitre : de là cet acharnement à refuser au Prince le pouvoir de porter des édits en matière de police sans l'intervention des trois-états. Levoz soutenu par l'ordre équestre avait à combattre non-seulement contre les puissants propriétaires des salles privilégiées, mais encore contre les deux autres états qui respectaient encore alors les anciens usages de leur patrie.

En 1769, on a vu les entrepreneurs du Waux-Hall attaquer les termes de l'octroi, en soutenant qu'il y était bien fait mention de jeux, mais pas de jeux de *hasard*, ce qui fut rectifié en leur faveur par le mandement du 4 août 1774. Levoz au contraire conteste le pouvoir du Prince ; il réclame les constitutions du pays ; la fameuse paix de Fexhe est débattue, tourmentée, commentée et torturée de toutes les manières, et c'est ainsi qu'une maison de tripot devint une affaire d'état.

D'abord les sociétaires de la Redoute et du Waux-Hall intentèrent à Levoz un procès pardevant l'official de Liége, pour que ce juge interdit la construction du bâtiment sous prétexte qu'il avait pour but de heurter leur privilége. Mais cette procédure devait nécessairement traîner en longueur ; entretemps la maison neuve devait être achevée. Les privilégiés avisèrent donc à un autre moyen.

En 1779, la communauté de Spa avait acquis par édictale le terrain nécessaire à la construction de la chaussée de la Sauvenière. On avait tracé ce chemin à travers une pièce de terre, qui resta divisée en deux portions, une de chaque côté de cette chaussée. Ce grand chemin fini, la communauté vendit publiquement et légalement toutes les portions restantes des terrains acquis. Ces deux pièces de terre, ou plutôt cette pièce de terre coupée en deux par la chaussée, conserva avec cette chaussée la libre communication, sans que jamais on songeât à la lui disputer. En 1784, Levoz acquiert ce terrain et manifeste la volonté d'y bâtir. Alors la municipalité de Spa, agissant sans doute sous l'influence des entrepreneurs de la Redoute et du Waux-Hall, feignit l'existence d'une bande de terrain de dix pieds de large, restée inutile, le long de la chaussée et du côté sur lequel Levoz bâtissait; et sous prétexte de vouloir faire le profit du public, elle la vendit à deux propriétaires des maisons privilégiées. Aussitôt ceux-ci volent à Liége avec l'acte de vente qui de suite est confirmée par le conseil privé. Forts de ce titre, ils font signifier à Levoz et associés défense de passer à l'avenir sur le terrain qu'ils ont acheté. Tel fut le commencement de la scandaleuse affaire du talut.

Levoz ne se déconcerta pas; il méprisa cette défense, et connaissant toute l'illégalité de cette vente, il sentit combien il était facile de la faire annuler. En attendant, il fit construire un pont pour passer de la chaussée à son bâtiment à travers cette parcelle de terrain, et ainsi continuait ses travaux , lorsque pendant la nuit du 29 au 30 novembre les privilégiés qui avaient fait venir de Liége quatorze Crenkeniers, se rendirent sur les lieux, et armés de fusils et aidés d'une quarantaine de Paysans, du village de Creppe, détruisirent les ouvrages et le pont que Levoz avait fait construire, tirèrent sur les ouvriers dont un d'eux fut blessé, et plantèrent ensuite des palissades pour empêcher le passage du côté de la chaussée.

Alors Levoz et ses associés portèrent plainte au conseil privé de ces voies de fait et de la vente d'un terrain qui n'existait pas. A leur demande des députés de ce conseil se transportèrent le 26 décembre sur les lieux, et sur leur rapport cette vente du talut fut déclarée nulle et illégale. Mais la partie adverse ne fut point satisfaite de cette déclaration, elle implora la restitution. Cette nouvelle procédure devait durer au moins six mois. Levoz voyant donc que tout tendait à traîner en longueur et à arrêter la construction de l'édifice, fit rétablir les ouvrages détruits, les fit veiller jour et nuit pour éviter une nouvelle surprise et continua les travaux. Les sociétaires privilégiés qui, à tout prix, voulaient empêcher Levoz de passer de la chaussée à la pièce de terre sur laquelle il bâtissait, l'attaquèrent par devant le tribunal des vingt-deux. Ce fameux procès qui occasionna des dépenses immenses, se poursuivit pendant neuf mois : en mai 1785, les vingt-deux firent aussi une descente sur les lieux, accompagnés d'arpenteurs; on leva la carte du terrain, on instruisit l'affaire par témoins, et ce ne fut qu'après avoir séjourné huit jours à Spa qu'ils retournèrent à Liége.

Enfin le 14 décembre les privilégiés furent encore une fois condamnés par les vingt-deux, et en même temps, ayant renoncé à la restitution implorée dans l'affaire de la vente du talut, ils payèrent tous les frais. Tel fut le terme de cette première affaire qui n'avait été intentée que pour susciter à Levoz des tracasseries et mettre des entraves à la construction de sa maison.

On avait abandonné la marche de toutes ces procédures, qui plus tard devaient avoir un si funeste résultat, pour s'occuper uniquement des préparatifs de la saison qui bientôt allait s'ouvrir; lorsqu'une bien triste catastrophe vint jeter le deuil et la consternation parmi les habitants. Le 13 avril 1785, vers une heure et demie de l'après-midi, un incendie terrible éclata à la Redoute, et se communiqua incontinent aux écuries de l'hôtel d'Orange, qui furent aussitôt réduites en cendres. Toute la partie intérieure, ainsi que l'aile droite du bâtiment de la Redoute eurent le même sort. Des matières combustibles, telles que cartes, térébenthine, huile, etc., qui se trouvaient en grande quantité sur les greniers de ce bel édifice, s'élevèrent en globes de feu, qui poussés par le vent, passèrent au-dessus de l'église, et sur l'instant toutes les maisons de la rue de la Sauvenière devinrent la proie des flammes, à l'exception de celle enseignée des armes d'Angleterre. Les maisons à côté de la Redoute furent épargnées. On eut à regretter la vie de trois personnes, et cinquante maisons furent détruites de fond en comble.

Dans ce moment de troubles, la cause de cet événement ne manqua pas de donner lieu à bien des commentaires : on crut généralement que l'ardoisier qui avait réparé ce jour-là les toits de la Redoute, avait été gagné par les ennemis des sociétaires privilégiés, et que par esprit de vengeance et par motif d'intérêt, ils l'avaient excité au crime.

Quoiqu'il en soit, ce désastre plongea dans la misère de nombreuses familles qui peu auparavant vivaient dans une honnête aisance, et à qui il ne resta d'espérance que dans la saison prochaine pour réparer leur perte.

Maintenant une nouvelle scène bien plus importante va s'ouvrir. Jusqu'ici on a vu que des procédures de particuliers contre particuliers et dont je me suis hâté de faire connaître la fin, pour n'avoir plus à y revenir. On doit se rappeler que la plainte d'abord portée à l'officialité pour soutenir le privilége exclusif, est restée pendante et indécise.

La saison de 1785 s'ouvrait à peine, que les mêmes intrigants qui au mois de septembre avaient fait signer la promesse de ne plus fréquenter les salles privilégiées, recommencèrent leur manœuvre; des émissaires répandaient des invitations imprimées et guettaient les étrangers à leur arrivée. Beaucoup de personnes sages et éclairées ne furent point à la vérité dupes de cette intrigue; mais la multitude aveugle se laissa quelque temps entraîner. Pendant qu'on avait ainsi disposé les étrangers à proscrire les salles privilégiées, Levoz ouvre la sienne; on y trouve une salle vaste, charmante, qu'on se plaît à trouver infiniment plus agréable que les anciennes, et tandis que celles-ci sont désertes, tous volent à la nouvelle.

En même temps Levoz présente au Prince en son conseil privé une supplique par laquelle il remontre que la religion des Princes, ses prédécesseurs, et du chapitre fut surprise, lors qu'ils donnèrent un privilége exclusif aux maisons de la Redoute et du Waux-Hall; que ce privilége est contraire à la constitution et à la paix de Fexhe qui établit positivement que le pouvoir législatif appartient aux états; enfin il supplie le Prince d'écouter sa réclamation et d'annuler ce privilége.

On attendait avec impatience le résultat de la supplique de Levoz, lorsqu'après un plaidoyer de six semaines devant l'officialité, il en sortit le 14 juillet une sentence qui enjoignait à Levoz de se conformer à l'édit de 1774, du prince Velbruck, renouvelé par son successeur et son chapitre.

Dès que Levoz, et ses associés eurent connaissance de cette sentence, ils en appelèrent aux suprêmes tribunaux de l'Empire, et sans égards pour l'édit de 1774, ils continuèrent à donner des assemblées et des bals publics, et à faire jouer des jeux de hasard dans leur maison.

Alors le Prince voyant le mépris qu'on faisait de son autorité, résolut de réprimer l'audace des séditieux. Chaque année, pendant la saison des eaux, on nommait à Spa un commandant, chargé de veiller à la police. Dans ces circonstances fâcheuses, il ordonna que la garde de Spa serait doublée, et il en confia le commandement au sieur Freron, homme plein de zèle, d'ardeur et d'activité, et d'une fermeté à toute épreuve. D'un autre côté, le conseil du Prince, non content de ces précautions rigoureuses, s'adressa à la chambre impériale de Wetzlaer, suppliant ce tribunal suprême d'enjoindre à Levoz, comme moteur d'une sédition et chef de conjurés dans le pays de Liége, de respecter son Prince et d'obéir à ses ordonnances.

La chambre impériale, prenant en considération la supplique du conseil privé, lui accorda le 27 juillet un mandement sans clause, qui défendait à Levoz et associés d'exciter aucun trouble ni sédition dans le pays, et leur enjoignait de prêter l'obéissance due aux mandements du Prince et au privilége exclusif, leur défendant de donner dans leur maison nouvellement bâtie à Spa, ni bals ni assemblées publics, et surtout d'y jouer des jeux de hasard.

Le mandement fut imprimé et affiché à Liége, le 2 août, et le 4 du même mois, le Prince fit publier un autre mandement par lequel il défendait, dans toute l'étendue de sa domination, toute société quelconque, sans une permission expresse de sa part, et en même temps confirmait le privilége exclusif accordé aux entrepreneurs de la Redoute et du Waux-Hall. Le 5 la garde de Spa fut renforcée de cent soldats, et le 6, à six heures du matin, un tambour parcourut toutes les rues et y répandit l'alarme : les détachements sortirent de leur quartier, les soldats visitèrent et nettoyèrent leurs armes ; ils chargèrent leurs fusils à balles, et marchèrent sur la place, où ils se rangèrent en bataille vis-à-vis de l'Hôtel-de-Ville ; le tocsin se fit entendre ; habitants, étrangers, tous se rendirent à la place publique : la consternation était universelle ; bientôt, silence profond, on ouvrait la fenêtre de l'Hôtel-de-Ville, et immédiatement après on lut au peuple le mandement de Wetzlaer, interdisant les jeux, les bals, les assemblées dans la maison du sieur Levoz ; après cette lecture, on publia l'édit du 4 août concernant la police, et il fut ensuite affiché aux coins de toutes les rues.

De son côté, l'infatigable Freron, stipendié avec toute sa troupe par les actionnaires des anciennes maisons, ne perdait pas son temps ; son activité était inconcevable ; il était partout pour veiller à la police, et pour empêcher que le privilége exclusif ne fut un instant ébréché. Il posta des soldats, pour défendre l'entrée de la maison de Levoz, et le 16, il ordonna au concierge de cette maison de la fermer. Dans le même temps il commença une enquête secrète pour connaître les auteurs de cette prétendue sédition : plus de cinquante témoins furent écoutés. Levoz et ses associés, sur qui pesait l'accusation, demandèrent qu'il fut jugé sur l'enquête ; mais l'officier du Prince n'ayant pu recueillir des preuves suffisantes n'en fit rien.

Comme dans le principe, les édits portés par le Prince Velbruck ne concernaient que Spa, une société dans la vue de nuire aux privilégiés, avait fait construire à Theux une salle sous le nom de Waux-Hall champêtre. Les entrepreneurs y donnaient à jouer et y attiraient les étrangers certains jours de la semaine. Freron, toujours aux ordres de ses maîtres, qui ne voyaient qu'avec de vives alarmes cette nouvelle réunion, courut y faire exécuter sans délai le mandement du 4 août, et malgré les plus pressantes réclamations, l'assemblée brillante qui s'y trouvait réunie, fut contrainte de se séparer pour retourner à Spa, et le Waux-Hall champêtre fut fermé. Le club Anglais, cette société respectable, composée de toutes les personnes de distinction qui venaient aux eaux, et dont le frère du Roi d'Angleterre était président, aurait infailliblement été anéantie par ce mandement, si le Prince, eu égard à son ancienneté, n'avait préféré faire remettre par son commandant à Spa, des lettres de cachet aux plus turbulents, qui furent exilés du pays.

Toutes ces menées avaient fait naître à Spa, la défiance, la crainte, l'inquiétude; les étrangers ne faisaient qu'y paraître; ils passaient sans s'arrêter; tous refluaient sur Aix-la-Chapelle, et le malheureux Spa se voyait sur le point d'être désert. Une bonne partie des Spadois qui d'abord avaient applaudi à l'érection de la maison Levoz, commençaient à se plaindre de la mauvaise saison, occasionnée par tous ces troubles qui devaient immanquablement causer leur ruine. Voyant l'espoir de la plus brillante saison s'évanouir pour eux, ils prirent la résolution de s'adresser au Prince, et dans une supplique très humble couverte de 267 signatures, après avoir rappelé le funeste incendie du 13 avril, et l'état de détresse dont ils étaient menacés; ils accusèrent hautement les propriétaires des maisons privilégiées d'être la cause de leur malheur, exhalèrent contre eux toute leur mauvaise humeur, et supplièrent le Prince de s'intéresser en faveur de la maison Levoz, objet de leur affection.

Comme on devait s'y attendre, cette supplique fut très mal accueillie par le Prince, qui répondit : qu'il n'ignorait pas les moyens d'intrigues et de séductions que l'on avait employés pour mendier les signatures : que ces moyens n'étaient qu'une suite des trames et des cabales qui troublaient son bourg de Spa depuis longtemps, et que, si ses habitants en souffraient, c'était à ces cabales qu'ils avaient trop écoutées, qu'ils devaient l'imputer; qu'enfin, ne voulant déroger, en aucune manière, aux priviléges accordés par les princes, ses prédécesseurs et son chapitre cathédrale, il ne pouvait avoir lieu d'accueillir la demande des suppliants.

Cette réponse du Prince ne fit qu'attiser la discorde et la haine des familles, et donna lieu à plusieurs procès intentés sous prétexte que cette supplique injuriait les actionnaires privilégiés.

Le reste de cette saison n'offrit rien d'intéressant dans les affaires. Au mois de septembre Levoz s'adressa à la chambre impériale pour se plaindre du mandement du 27 juillet, et pour démontrer la fausseté des accusations qu'on avait faites contre lui. En même temps il produisit ses griefs d'appel de la sentence du conseil privé du 14 juillet.

Le 12 janvier 1786, la chambre impériale renvoya la cause du mandement du 27 juillet pour être traitée en contradictoire, ainsi que l'appel de la sentence du conseil privé. Les privilégiés furent mis en cause, et la question se lia de part et d'autre pour savoir si le Prince pouvait donner des priviléges exclusifs sans le concours des états.

Malgré cette nouvelle procédure, la saison de 1786, s'ouvrit sous les plus heureux auspices; le calme paraissait rétabli. Levoz avait loué sa maison à Paul Redouté, qui se contentait d'y donner des rafraîchissements et quelques bals particuliers.

De son côté la société du club Anglais, fatiguée de toutes ces dissentions, avait mis tout en œuvre pour faire renaître la tranquillité. Elle avait nommé une commission qui d'abord s'adressa au Prince, et en obtint la rentrée dans le pays de ceux de ses membres qui en avaient été bannis. Les propriétaires des maisons privilégiées firent aussi leur soumission; ils proposèrent d'acquérir la maison de Levoz en le remboursant non seulement de ses frais de construction et autres, mais encore lui offrirent un bénéfice de cinquante pour cent sur la valeur de toute sa dépense. Ces offres avantageuses furent refusées. La société du Club déclara néanmoins par sa résolution en date du 10 juillet, signée par le Prince Charles de Hesse-Rhinfels, président, qu'elle approuvait de la manière la plus entière et la plus unanime la conduite de la commission qu'elle avait nommée, et qu'il n'existait plus pour le moment d'obstacle à ce que ses membres fréquenteraient les salles publiques de la Redoute et du Waux-Hall.

Les choses en étaient là ; tout paraissait tranquille, lorsque vers la fin du mois d'août, Paul Redouté, locataire de la maison Levoz, ouvrit chez lui le Pharaon. Aussitôt l'officier Robert marcha avec sa troupe vers la maison du coupable, et monta jusqu'au vestibule. Sur les observations qu'on lui fit que si les lois défendaient les jeux, il pouvait faire punir les contrevenants sans se porter à des voies de fait, il n'osa pénétrer dans la salle et se retira.

Cependant Paul Redouté porta plainte au tribunal des vingt-deux, et en obtint le 10 septembre un mandement contre l'officier Robert avec interdiction de voies de fait, et le 5 décembre suivant, une sentence qui condamnait cet officier à une forte amende et aux dépens, pour avoir troublé Paul Redouté dans sa maison sans jugement préalable, et pour avoir voulu donner force de loi à un mandement du Prince et du chapitre, mandement non consenti par le sens du pays.

L'officier Robert appela de cette sentence aux

réviseurs des vingt-deux ; mais tout-à-coup cet appel fut suspendu par la résolution du conseil du Prince de faire assembler les états, qui furent convoqués au commencement de mars 1787, pour le 19 du même mois.

Le Prince se plaignit de la sentence que les vingt-deux avaient portée le 5 décembre dernier contre son officier à Spa, et des motifs qu'ils avaient donnés de leur sentence ; il demandait aux états réparation de l'attentat que ces juges avaient commis contre son pouvoir législatif en matière de police, et en cas qu'il ne l'obtint pas, il déclarait formellement qu'il serait obligé d'avoir recours aux suprêmes tribunaux de l'Empire.

L'état-tiers désapprouva la sentence des vingt-deux, et déclara que le Prince était, conformément à la paix de Fexhe, le législateur en matière de police ; l'état primaire adhéra à la résolution de l'état-tiers ; mais la résolution de l'état de la noblesse fut contraire aux deux autres, et refusa de reconnaître le Prince comme législateur en aucune manière.

Ce dissentiment des états força le Prince à recourir à la chambre impériale, et en avril 1787, il envoya à Wetzlaer son Official, accompagné d'un avocat distingué, pour solliciter de ce tribunal suprême un mandement de maintenue dans la possession de faire des édits de police et de donner des priviléges exclusifs.

Dans l'entretemps le Prince et son chapitre publièrent le 14 mai un mandement par lequel ils déclaraient que c'était à eux seuls de juger de l'intérêt général et particulier du pays, et ils réitéraient la défense de donner sans autorisation des bals, des assemblées et des jeux à Spa.

L'état de la noblesse intervint pour la défense du pouvoir législatif, à la cause de Levoz devant la chambre Impériale, et protesta contre le mandement du 14 mai, comme renversant la constitution; il déclara que si on entendait le faire exécuter, il était permis de repousser les molestations par les voies que les lois autorisaient en pareil cas.

Après cette protestation de l'état de la noblesse, le Prince et son chapitre le dénoncèrent comme séditieux et rebelle, et firent afficher cette déclaration. De leur côté, les envoyés du Prince à Wetzlaer avaient fait des progrès sur l'opinion des juges; ils avaient établi que presque tous les princes d'Empire étaient législateurs en matière de police dans leurs états, et qu'en cette qualité, le Prince de Liége devait jouir des mêmes prérogatives; ils avaient prouvé que le droit contesté au Prince, lui était acquis par une longue série de faits de ses prédécesseurs, et ils avaient fini par démontrer que quelques séditieux osaient seuls s'opposer à un pouvoir dont avaient toujours joui les Princes de Liége.

Vers le 15 juin, le Prince donna ordre au commandant de la citadelle de Liége, de fournir à André Robert, officier de police à Spa, les troupes qu'il demanderait pour faire exécuter le mandement du 14 mai. Paul Redouté apprit que le prince se proposait de renouveler les scènes pour lesquelles l'officier Robert avait été condamné, il fit une protestation, par laquelle il déclarait qu'il repousserait la force par la force, si l'officier du Prince venait de nouveau le troubler dans sa maison, et en même temps il se prépara à la défense; il envoya des armes à sa maison à Spa, invita ses amis de l'aider, et il engagea d'autres personnes à prix d'argent pour cette fin.

La protestation de Redouté ne ralentit pas les préparatifs de l'officier de Spa; il fit partir de Liége, un renfort de deux cents soldats avec deux pièces de canon de 24, qui arrivèrent le 28. A l'arrivée de ces forces, Redouté sentant l'insuffisance de son parti, abandonna son projet de défense, fit décharger ses armes, remercia ses amis, et il congédia les personnes engagées, abandonnant sa maison au concierge.

Le 29, on battit la générale, les troupes se rassemblèrent au Waux-Hall et marchèrent par pelotons vers la maison Levoz; le canon menaçant s'approcha, les bombardiers, mèche allumée, s'avancèrent d'un air terrible, et des sergents armés de haches se présentèrent à la porte, qui s'ouvrit sans résistance; alors l'officier fit entourer la maison de sa nombreuse troupe, et après avoir ordonné de braquer les deux pièces de canon contre l'édifice, il entra avec une cinquantaine de soldats, fouilla la maison de la cave au grenier, cassa, brisa les armoires et coffres, et emporta sans faire aucun répertoire les armes, la poudre et tout ce qu'il jugea à propos.

Le 30, arriva à Liége un décret de la chambre impériale du 28, qui défendait, jusqu'à ultérieure connaissance, à Levoz et associés, et à tout locataire ou détenteur de leur maison à Spa, d'y donner des assemblées, des bals et des jeux, condamnait Paul Redouté à huit jours de prison pour avoir fait sa protestation, et sursoyait la cause pendante devant les réviseurs des vingt-deux.

Alors le Prince et son chapitre voulant profiter de la victoire qu'ils venaient de remporter, ordonnèrent qu'il serait fait une enquête pardevant les échevins de Spa. D'abord ceux-ci s'y refusèrent; mais les échevins de Liége furent d'avis que l'enquête devait être admise, et après l'audition de 43 témoins, elle fut de nouveau renvoyée à l'avis des échevins de Liége, qui jugèrent que Redouté et onze de ses complices devaient être décrétés de prise-de-corps comme rebelles et séditieux.

Le 4 août, Paul Redouté avait néanmoins porté plainte aux vingt-deux de ce qui s'était passé à Spa le 29 juin; il avait obtenu un mandement contre l'officier du Prince, la cause avait été instruite, et on allait vaquer au procès, lorsque la chambre impériale, à la sollicitation du Prince et de son officier, ordonna vers la fin d'octobre de surseoir encore cette cause.

Tout ce déployement de forces militaires et la résistance opiniâtre des ennemis du Prince ne firent heureusement aucun tort à la saison de 1787, qui fut des plus brillantes tant par le concours d'étrangers qui vinrent à Spa pour y prendre les eaux, que par les fêtes magnifiques qu'y donna le Duc d'Orléans qui, sous le nom de Comte de Joinville, séjourna à Spa pendant deux mois avec toute sa famille.

Les adversaires des entrepreneurs privilégiés s'obstinèrent cependant à ne pas fréquenter leurs maisons, et poursuivirent leur plan avec tout l'acharnement dont ils étaient capables. Ne pouvant satisfaire leur passion pour le jeu dans la maison Levoz, et ayant été forcés d'abandonner le Waux-Hall champêtre de Theux, ils avaient fait construire à grands frais, sur les hautes fanges et sur le territoire du Prince de Stavelot, une vaste salle où ils se rendaient chaque jour, et y donnaient entre eux des fêtes, des bals et des assemblées.

On trouve dans les mémoires de madame la Comtesse de Genlis qui accompagnait l'auguste famille d'Orléans, la description d'une fête charmante qu'elle fit donner à madame la Duchesse par ses quatre enfants dont elle était gouvernante.

« Je fis donner à Spa, dit-elle, par mes

» élèves, une fort belle fète à madame la Du-
» chesse d'Orléans ; les eaux de la Sauvenière
» lui ayant fait du bien, ses enfants firent au-
» tour de cette fontaine une promenade réelle-
» ment ravissante, dans un bois qui était in-
» culte et plein de pierres et de rochers. On
» enleva les pierres et les roches qui étaient
» dans les chemins, on traça des routes, les
» bois furent éclaircis et ornés de bancs, des
» ponts furent posés sur des torrents, et les
» bois parsemés de charmantes bruyères en
» fleurs. A l'extrémité de cette promenade,
» qui est très-vaste, on trouve une espèce de
» bosquet qui avait une percée qui donnait
» sur un précipice d'une grande beauté par
» sa profondeur, et parce qu'il était parsemé
» de rochers majestueux, de sources, de ver-
» dure et d'arbres. Au delà de ce précipice on
« découvrait une vue très-belle et très-étendue.
» Dans ce bosquet nous placâmes, sur un tertre
» de gazon, un autel à la reconnaissance, en
» marbre blanc, et dont la forme fut dessinée
» par M. de Merys. Au haut de l'autel, on li-
» sait ces mots en gros caractères *à la recon-*
» *naissance* ; et plus bas cette inscription : *Les*
» *eaux de la Sauvenière ayant rétabli la santé de*

» *madame la Duchesse d'Orléans, ses enfants ont*
» *voulu embellir les environs de la fontaine, et*
» *ont eux-mêmes tracé les routes et défriché ce*
» *bois avec plus d'ardeur et d'assiduité que les*
» *ouvriers qui ont travaillé sous leurs ordres.* »

» Au bas de cette inscription il y avait le
» chiffre des quatre enfants. Comme l'inscription
» l'annonçait, les enfants avaient en effet tra-
» vaillé avec la plus grande activité. Surtout
» monsieur de Chartres et ses frères, qui avaient
» plus de force que Mademoiselle. Comme ils
» voulaient surprendre madame la Duchesse
» d'Orléans, ils travaillaient en secret, se le-
» vaient à cinq heures du matin, faisaient deux
» lieues pour se rendre à ce bois, et travail-
» laient sans relâche pendant trois heures, ce
» qui a duré trois semaines.

» Le jour de la fête j'avais invité les plus
» jolies personnes de Spa, en les priant de se
» rendre à la fontaine à une heure après-
» midi, vêtues de blanc, avec des plumes
» blanches, des bouquets, des écharpes de
« fleurs de bruyères et des rubans violets. Je
» laissai tous les hommes à l'entrée, et je fis
» placer, dans l'intérieur de la promenade,
» toutes les femmes différemment groupées; les

» unes se promenant, les autres assises etc. Madame la Duchesse d'Orléans vint après nous; » elle trouva tous les hommes à l'entrée. La » musique du Waux-Hall, que j'avais placée à » l'entrée aussi, joua dès qu'elle parut, et m'a» vertit de son arrivée. Aussitôt, suivie de ses » quatre enfants, j'allai la recevoir à l'entrée » de la promenade, Ses enfants tenaient des » râteaux, pour marquer qu'ils venaient d'a» chever cette promenade, dont ils lui faisaient » l'hommage : ce qu'exprima M. le duc de Char» tres de très-bonne grâce. Après cette expli» cation, ses enfants la quittèrent, et, par le » chemin le plus court, furent se rendre au » bosquet de l'autel. Toutes les allées étaient » décorées de guirlandes de bruyères, dont la » couleur violet-tendre formait un effet char» mant avec la verdure. Les tapis des mêmes » fleurs, qui couvraient en entier le bois, la » profusion des guirlandes entrelacées aux ar» bres, les ruisseaux qui coupaient le gazon, » dont plusieurs, coulant sur des cailloux et » tombant sur des rochers, formaient des cas» cades; une trentaine de jolies femmes, vê» tues uniformément et dispersées dans cette » promenade, la beauté du ciel : tout cela

» formait un ensemble dont il est difficile de » se faire une idée. Nous fîmes promener madame la Duchesse d'Orléans environ un quart » d'heure. Au bout de ce temps, la musique » cessa, et nous arrivâmes au bosquet de l'au» tel. Là elle retrouva, autour de l'autel, ses » quatre enfants, et Henriette et Paméla for» mant le plus charmant groupe. L'autel et » tout le bosquet étaient ornés de guirlandes » de fleurs. Les enfants en tenaient qu'ils po» saient sur l'autel. M. le Duc de Chartres, » assis au pied, tenait un style, et parais» sait écrire sur l'autel le mot *reconnaissance.* » Après avoir laissé le temps de contempler ce » tableau, les enfants de madame la Duchesse » d'Orléans se jetèrent dans ses bras. Tout ce » qui était là fondait en larmes : ce qui prouve » que les émotions les plus vives sont souvent » produites par les choses les plus simples. »

Ce monument précieux subsista jusqu'à l'arrivée à Spa des troupes Françaises, le 6 décembre 1792; les soldats révolutionnaires, sans égards pour le motif qui l'avait fait ériger, le détruisirent de fond en comble et le brisèrent en mille morceaux.

Paul Redouté, décrété de prise-de-corps,

était ruiné; et les gains des propriétaires de la Redoute et du Waux-Hall suffisaient à peine pour fournir aux dépenses incalculables qu'occasionnaient tous ces procès, soutenus par le Prince pour assurer leur privilége.

En juin 1788, Levoz ouvrit sa maison, et en même temps présenta à la chambre Impériale des causes de sub-obreption contre le mandement du 28 juin 1787; il exposa les vexations qu'il avait essuyées de la part du Prince et supplia ce tribunal suprême de lui rendre justice. La chambre Impériale en ordonna communication au Prince pour y contredire dans le terme de trois mois. Entretemps Levoz fit donner des bals, des assemblées et des jeux. L'officier du Prince vint les défendre, et pour que sa défense fut ponctuellement observée, il logea cinquante soldats dans la grande salle de la maison de Levoz, laissant au Waux-Hall les deux pièces de canon prêtes à s'en servir au besoin.

Alors Levoz retourna à Wetzlaer pour se plaindre des nouveaux attentats commis à sa propriété par l'officier du Prince, et en demanda réparation. Il revint à Spa : les soldats avaient évacué sa maison ; il y fit encore donner des bals, des assemblées et des jeux. Cette fois-ci l'officier de police s'y rendit, mais ce fut pour lui signifier qu'il avait encouru l'amende de cent florins d'or, et ensuite il se retira.

Cependant la Chambre Impériale ne s'était pas pressée de prononcer sur les plaintes de Levoz, et de délais en délais l'affaire en était arrivée au mois d'août 1789. Les esprits étaient montés; les agents chargés de défendre les intérêts de l'État de la noblesse à Wetzlaer étaient enfin de retour à Liége, et avaient annoncé avec certitude que les prétentions de Levoz allaient être définitivement rejetées.

Le peuple se plaignait généralement de la cherté du grain ; il refusait de payer l'impôt de 40 pattars, et le parti de Levoz semait partout le trouble et la discorde : enfin la régence de Theux, chef ban du Marquisat de Franchimont , ensuite d'un recès en date du 9 août où étaient exprimés les griefs du peuple contre le gouvernement du Prince , avait invité tous les corps des communautés du Marquisat , à se réunir en congrès le 26 août, au village de Polleur, pour y discuter leurs intérêts communs.

Depuis plusieurs jours on distribuait partout des cocardes aux couleurs Franchimontoises , et dès le 17 août on avait sommé les bourgmestres de Spa d'abdiquer leur magistrature ; lorsque le 18 on apprit que la ville de Liége était en pleine révolution et avait déposé ses magistrats.

La nouvelle de ce mouvement ne fut pas plus tôt connue à Spa, qu'une bande de forcenés se portèrent à la salle Levoz pour la défendre contre toute attaque de la part des troupes du Prince, et dans la nuit : ayant escaladé le Waux-Hall, ils s'emparèrent des deux pièces de canon qui s'y trouvaient, coururent de là à la douane, désarmèrent les soldats sans la moindre résistance, et se saisirent des fusils, poudre et autres munitions. Les officiers et le gouverneur, prévenus à temps, s'étaient sauvés, sans quoi ils auraient été faits prisonniers et auraient subi le plus mauvais traitement.

Le 19 au matin, le magistrat, voyant l'état de fermentation où était le peuple, et le risque qu'il courait, s'il tardait à se rendre aux vœux de la plus vile crapule, résolut d'abdiquer ; et le même jour, furent proclamés bourgmestres, les chefs révolutionnaires, J...-G........ B..... et N... D........

Immédiatement après cette élection, le nouveau magistrat, à la tête de la plus grossière populace et au son de la musique, reconduisit les canons, tout garnis de rubans aux couleurs Franchimontoises, jusqu'à Marteau, où les habitants de la commune de Theux vinrent les prendre, en gardèrent un, et donnèrent l'autre à la ville de Verviers, jusqu'à ce qu'ils furent réclamés par les États. Pour finir la journée, les Municipaux firent distribuer aux frais de la communauté des boissons pour environ 500 livres, et toute la nuit, Spa offrit partout le spectacle de la plus dégoûtante orgie. Quelques jours après, on apprit que le Prince était parti clandestinement de Liége, abandonnant son peuple à la merci de ses ennemis et à la plus complète anarchie.

Alors la nouvelle administration ne songea plus qu'à s'organiser, et dans son délire, elle laissa échapper tout d'abord la proclamation suivante, qui prouve suffisamment qu'à Spa l'envie seule était le vrai mobile de la révolution.

» En l'assemblée des Bourgmestres et Conseil-
» lers de Spa, tenue spécialement à l'Hôtel-de-
» Ville, le 25e août 1789, le corps complet :
» présens les députés des citoyens-notables,

» pour assister au congrès Franchimontois.

» La révolution qui vient de s'opérer, réin-
» tégre cette communauté dans tous les droits
» qu'elle avait avant les priviléges accordés aux
» maisons de Redoute et Waux-Hall ; droits que
» par tyrannie on a voulu lui ravir en l'ab-
» sorbant et lui ôtant tout moyen de se les
» maintenir et régénérer. Les ravisseurs de ces
» droits s'étant à la fois rendus les adminis-
» trateurs, gouverner la communauté despoti-
» quement, fut leur plus grand moyen, pour
» empêcher toute espèce de réclamation. Que
» de griefs elle a cette communauté contre les
» fauteurs de la tyrannie, du despotisme et
» de l'oppression qui l'ont accablé depuis l'é-
» rection de la Redoute ! Sans les détailler ici,
» Messieurs se doivent ainsi qu'à leurs com-
» mettants, de ne point les passer sous silence,
» et de réclamer, dans ce moment, contre
» toute usurpation. Ils protestent que rien n'a
» pu altérer ces droits, d'avoir tous recours
» libres pour les faire valoir, ainsi que pour
» faire dédommager ladite communauté des
» frais et pertes immenses qu'elle a soufferts.

» Messieurs doivent aussi au public de lui
» faire connaître le libérateur, le régénérateur

» de ces droits : c'est à leur digne concitoyen, » N. J. Levoz, qu'ils doivent, que tout le pays » doit sa liberté ; sans lui, nous étions plon- » gés dans l'esclavage le plus absolu.

» Messieurs ont été les témoins des horreurs, » des violences, des vexations qu'il a essuyées ; » ils les ont même partagées : ils lui doivent » l'hommage de les faire connaître pour que » chacun soit garant du bien qu'il nous pro- » cure et apprécie ceux qu'on lui a si indi- » gnement enlevés. Ordonnant que les présentes » soient publiées, enrégistrées et soussignées par » notre sous-greffier. »

Si l'on rapproche cette proclamation de la déclaration des habitants de Spa, sous la date du 15 mai 1763, on découvre facilement toute la fausseté des plaintes énoncées dans cette pièce singulière, qui ne laisse apercevoir qu'esprit de parti et absurdité.

Le lendemain était l'ouverture du fameux congrès de Franchimont. En conséquence tous les députés des communautés du Marquisat se rendirent à 9 heures du matin au village de Polleur, où le Pasteur du lieu, décoré d'une large cocarde patriotique, chanta une messe solennelle pour implorer l'assistance du Très-Haut.

Après la messe, les députés passèrent dans une prairie en amphithéâtre, et là, en plein air, placés sur des bancs, entourant une grande table, et environnés d'une foule de citoyens spectateurs, les députés de Theux ouvrirent le congrès, aux acclamations du peuple et au bruit de plusieurs décharges de mousqueterie. L'un d'eux prit ensuite la parole et dit : « que la » révolution dès long-temps attendue et qui ve- » nait de s'opérer, allait faire succéder à l'an- » cien régime despotico-aristocratique, sous » lequel le bon peuple n'avait gémi que trop » long-temps, un gouvernement plus doux, plus » populaire, sous lequel, libres comme l'air » qu'on respire, jouissant de la plénitude des » droits de l'homme et du citoyen, vivant comme » des frères, on pourrait atteindre au dégré de » félicité qu'il est donné aux faibles mortels de » pouvoir goûter sur la terre. » Ce discours fini, le congrès, de sa toute puissance, se déclara libre assemblée nationale Franchimontoise et leurs personnes sacrées et inviolables, et pour que cet ouvrage incomparable de la félicité publique n'éprouvât aucun obstacle, et ne fut point troublé par les plaintes et les réclamations, que des citoyens pervers pourraient se permettre au sujet et depuis l'heureuse révolution commencée le 18 août, l'assemblée déclara en outre tous ceux qui seraient convaincus de pareils forfaits, infâmes, traîtres et criminels de leze-patrie, comme tels punissables en toute rigueur de lois, et incapables d'exercer au futur aucune charge publique dans le Marquisat de Franchimont.

Après une telle déclaration de ce congrès souverain, on comprend combien par la suite les honnêtes gents eurent à souffrir de l'arbitraire de cette assemblée, soutenue par le bas peuple et par une garde bourgeoise de 1025 hommes, qui marchaient à ses ordres. Aussi, pendant tout le temps que dura ce congrès, les ravages et les dévastations se continuèrent à Spa avec fureur. Après avoir pillé les possessions particulières, et avoir fait supporter les plus cruelles vexations à ceux qu'on désignait comme partisans du Prince, des insignes brigands dévastèrent les forêts et exterminèrent la chasse jusqu'au dernier gibier : enfin pour mettre le comble à tant d'horreurs, les Municipaux prirent la résolution suivante :

« En assemblée des Bourgmestres et Conseillers » de Spa tenue à l'Hôtel-de-Ville le 14 octobre » 1789, le corps complet.

» Dans un temps de révolution comme à pré-
» sent, Messieurs croyent essentiel, de ne rien
» omettre qui pourrait à la suite laisser ignorer
» la cause ou le mobile d'aucun fait et événe-
» ment. Une potence se trouve plantée au mi-
» lieu du marché, vis-à-vis l'Hôtel-de-Ville;
» par qui, et à quelle occasion? Quand di-
» manche passé, onze du courant, lecture fut
» donnée au peuple, assemblé au son du tocsin,
» du recès qui avait été fait le neuf de ce mois
» concernant les horreurs qui naguères se sont
» commises à Liége, les complots contre la pa-
» trie et les traîtres, le peuple saisi d'indigna-
» tion et persuadé que Spa n'est pas à l'abri
» du danger, vu les méchants qui s'y trouvent,
» cria qu'il fallait la potence. Le lendemain
» matin on la trouva où et comme elle est;
» qu'ainsi soit connu de la postérité que le
» douze octobre 1789, une potence a été plantée
» au milieu du marché de Spa pour contenir
» les séditieux, les complotteurs, les criminels
» de leze-patrie et autres. »

Le 21 novembre, les troupes Prussiennes arrivèrent à Spa et dans tout le Marquisat de Franchimont. On avait lieu d'espérer que la tranquillité allait être rétablie et que ce malheureux pays cesserait d'être en proie à cette détestable anarchie ; mais, vain espoir ! l'accueil que les chefs Prussiens firent aux révoltés ne fit qu'augmenter leur audace, et après avoir séjourné un mois dans le Marquisat, ces troupes qne les gents de bien attendaient depuis long-temps comme des Dieux tutélaires, partirent, laissant le pays à la discrétion des révolutionnaires, qui, assurés de l'impunité, devinrent chaque jour plus insolents et commirent des attentats inouïs.

Le 6 décembre, deux cents guerriers arrivés de Verviers à Spa, sous prétexte d'y prendre quelques munitions qui se trouvaient à l'entrepôt, commencèrent par maltraiter, meurtrir de coups, sabrer même et traîner en prison nombre de particuliers paisibles qui se trouvaient sur leur passage, sans être parés de la cocarde patriotique. Secondés par la canaille du lieu, ils se seraient portés aux derniers excès envers quelques-uns des principaux bourgeois de Spa, si ceux-ci n'avaient heureusement pris la précaution de fuir en pays étranger à l'arrivée de ces forcenés.

Mais rien n'est comparable aux crimes qui se commirent à Spa le 13 avril 1790, trois jours avant le départ de Liége des troupes Prussiennes. Une ville prise d'assaut et livrée au pillage n'offre pas un spectacle plus affligeant que cette malheureuse petite ville ne présenta en ce jour de deuil et de calamités.

Dès la pointe du jour, le Magistrat avait fait sonner le tocsin pour assembler le peuple, et lui faire la lecture de la réponse du Prince au Roi de Prusse. Pendant la nuit les maisons qu'on soupçonnait de recéler des armes, et dont les propriétaires étaient regardés comme aristocrates, avaient été marquées de rouge : une troupe d'ouvriers employés à la construction d'un hopital dont on avait jeté les fondements le 30 mars dans une prairie au vieux Spa, se trouvaient rassemblés aux ordres du magistrat, armés de pics, de marteaux et de haches; lorsque l'un des municipaux leur désigna la maison enseignée du Dragon d'Or, située vis-à-vis de l'Hôtel-de-Ville, comme renfermant des armes : au même instant, ces bandits fondirent sur cette maison, en brisèrent et fracassèrent les portes et fenêtres, détruisirent toutes les parois, mirent en pièces toutes les marchandises et meubles qui s'y trouvaient, et peut-être la maison entière aurait-elle été culbutée de fond en comble, si les dignes Magistrats spectateurs n'avaient fait cesser le carnage en criant des fenêtres de l'Hôtel-de-Ville que c'était assez.

Vers midi un détachement de ces mêmes coquins se transporta dans le magnifique jardin de l'avocat Deleau, situé sur la montagne d'Annette et Lubin, et qui, par sa situation, faisait un des plus beaux ornements de Spa. Là ces forcenés se livrèrent à un nouvel accès de rage, et à coups de sabres et de haches, ils ravagèrent cette superbe propriété, en détruisirent toutes les plantations, renversèrent les treillages, les pallissades, les murailles, les bosquets, et en peu d'heures tout ce que ce terrain pouvait contenir d'embellissements n'offrit plus que les vestiges de la destruction.

Pendant que ces scènes de dévastations se continuaient dans d'autres propriétés, le tocsin ne cessait de sonner, partout l'air retentissait du bruit des armes à feu, et une troupe de brigands, ayant en tête un infâme scélérat, nommé le Tambourin, fouillaient les maisons des paisibles habitants, et se faisaient donner de l'argent et du vin à discrétion. Enfin ils finirent cette exécrable journée par traîner ignominieusement au carcan de respectables bourgeois auxquels ils n'avaient d'autres reproches à faire que leur vertu et leur probité, et après les avoir cruellement insultés, après les avoir couverts d'ordures et de boues, et leur avoir fait endurer tout ce que la rage la plus effrénée peut suggérer, ils détachèrent ces malheureux, les laissant dans un état digne de pitié.

Après tant de crimes, après tant d'horreurs, c'est en vain que le magistrat s'efforça d'attirer par de fastueuses proclamations les étrangers pour la saison de 1790, qui fut pour ainsi dire nulle. Les troubles ne cessèrent et la confiance ne fut rétablie qu'à l'arrivée des troupes Autrichiennes qui vinrent prendre possession de Spa le 22 janvier 1791.

Le retour du Prince dans ses états fut fêté à Spa par des réjouissances magnifiques. Les honnêtes bourgeois, fatigués d'un gouvernement aussi arbitraire, accueillirent avec empressement les troupes de l'Empereur ; elles ramenaient le bonheur et la tranquillité dans le pays ; la joie était peinte sur tous les visages ; les riches aristocrates qui s'étaient émigrés dès le commencement de la révolution, donnèrent des fêtes où ils déployèrent une magnificence extraordinaire ; le Magistrat fut complètement renouvelé, et les patriotes les plus ardents ayant dû quitter le pays, se réfugièrent à Givet, où ils établirent un comité général révolutionnaire, et d'où ils ne cessèrent de répandre des proclamations au nom du peuple souverain, jusqu'à ce que les voyant sans effet, ils s'adressèrent à l'assemblée nationale Française pour offrir leurs services à la république, qui les adopta comme volontaires Liégeois, le 18 décembre 1791.

Entretemps on avait rétabli le tribunal des vingt-deux, et à la fin de l'année on ne comptait pas moins de mille neuf cents mandements de ce tribunal, tant pour Spa que pour les environs, et cela pour actions vexatoires commises pendant le cours de la révolution.

Il y eut tant de monde à Spa cette saison, que les logements ordinaires ne purent suffire; on y remarquait entre autres le roi de Suède, Gustave III, et une foule d'émigrés Français qui s'y étaient donnés rendez-vous pour se concerter touchant les affaires de leur pays.

Cette douce quiétude dont jouissaient les Spadois depuis le retour du Prince, ne tarda pas à être troublée par les intrigues des factieux, et la saison de 1792 fut loin d'offrir l'éclat brillant de celle qui l'avait précédée. Bientôt on apprit que les troupes Françaises avaient envahi la Belgique, et le 6 décembre elles arrivèrent à Spa, où leur entrée fut signalée par tous les désordres auxquels ont l'habitude de se livrer des soldats indisciplinés. Les maisons des aristocrates fugitifs furent pillées, et ces guerriers couverts de haillons profitèrent du pillage pour se vêtir avec les toiles des lits et des matelas, avec les tapis et les rideaux. Le 15 on planta l'arbre de la liberté, et le soir commencèrent ces dégoûtantes bacchanales qui se renouvelèrent si souvent pendant tout le cours de la révolution. Revenus de la terre d'exil, les patriotes volontaires, ces enfants adoptifs de la république, arrangèrent la commune selon les principes républicains, et ils accablèrent les partisans du Prince de réquisitions et impositions de toutes espèces. Après la retraite de Dumouriez, les aristocrates émigrés rentrèrent à Spa avec les troupes Autrichiennes, le 5 mars 1793. Ceux-ci se contentèrent de brûler l'arbre de la liberté; et ils amusèrent les partisans de l'aristocratie avec des puérilités de ce genre, jusqu'à ce que, le 18 septembre 1794, culbutés de leur formidable position de la Chartreuse, ils furent repoussés pour toujours au-delà du Rhin.

Après avoir vivement sollicité de la convention nationale le décret du 9 vendémiaire an 4e de la république, et avoir ainsi livré leur chère patrie à la France, les réfugiés Franchimontois vinrent mettre à exécution tous les décrets de cette convention, et ils écrasèrent leurs malheureux concitoyens sous le poids des contributions et fournitures nécessaires aux armées de la république. Environ deux cents habitants de Spa s'étaient retirés en pays étrangers pour se soustraire aux mauvais traitements qu'on leur préparait. Pendant leur absence, on fit vendre leurs meubles et séquestrer leurs biens. Après avoir épuisé envers les plus respectables bourgeois tous les genres de persécutions que chaque jour la canaille inventait dans ces temps de calamités; après avoir détruit les monuments les plus précieux pour Spa, avoir effacé les armoiries et brûlé la plus grande partie des tableaux qui rappelaient les noms des personnages du plus haut rang, qui étaient venus à ces eaux célèbres dans les temps les plus reculés, ces misérables, dans leur frénésie, poussèrent l'égarement jusqu'à insulter Dieu même; ils maltraitèrent ses ministres, firent fermer ses temples, et dans des processions des plus obscènes, ils outragèrent la morale par leurs cantiques républicains. Pour mettre le comble à leurs sottises, ils dressèrent un autel au milieu de la place publique; là ils sacrifièrent à Cérès et l'honorèrent à la manière des anciens Romains. Enfin, oubliant toutes les convenances, une foule de femmes, décorées de cocardes tricolores et armées de poignards, ivres, d'un aspect dégoûtant, couraient les rues en hurlant des arrêts de mort aux tyrans.

Revenu de ce long délire républicain, le gouvernement français éloigna insensiblement des affaires, ces êtres grossiers qui ne s'étaient maintenus au pouvoir que par la crainte qu'ils avaient su inspirer, et dont toute la gestion n'avait été qu'un tissu de rapines et de dilapidations. Dès 1800, Spa fut appelé à vivre sous ces lois admirables, ces codes immortels, qui mirent pour toujours un frein à la canaille, et qui anéantirent ce fatras indigeste d'anciennes coutumes par lesquelles était régi le marquisat de Franchimont.

La Redoute, où l'administration centrale avait tenu ses séances, fut complètement restaurée. Le Waux-Hall encore tout dégoûtant des obscénités qu'on y avait commises, pendant qu'il servait d'hopital aux vénériens, reçut de nouveaux embellissements, et à la sollicitation du préfet du département de l'Ourte, eut lieu le contrat du 19 juin 1802, qui associait les propriétaires de la salle Levoz à ceux de la Redoute et du Waux-Hall.

Depuis la saison de 1791, les eaux de Spa étaient, pour ainsi dire, délaissées, lorsque les conférences d'Amiens, qui semblaient promettre une paix générale, y amenèrent plusieurs personnages marquants qui furent suivis d'une foule assez considérable d'étrangers. Ces négociations ayant été rompues, Spa, épuisé par tous les malheurs de la révolution, était menacé d'une ruine entière, lorsque le 21 août 1807, à midi, un incendie des plus violents se manifesta au vieux Spa, dévora en quelques heures deux cents maisons avec granges et écuries, et réduisit à la dernière misère plus de cent cinquante ménages. Une femme périt suffoquée par la fumée, en voulant se sauver par la montagne d'Annette et Lubin. « On ne sait, dit l'auteur (*) » de *Spa après l'incendie*, où trouver des cou- » leurs assez fortes pour peindre l'effrayante » rapidité de cet incendie, de ce véritable » monstre dévorant qui, en un instant, sans

(1) J. N. Bassenge.

» moyen de l'arrêter, fit de cette vaste partie
» de Spa, un monceau de cendres. Car outre
» le vieux Spa tout entier, demeure de la
» classe attachée aux travaux journaliers, la
» moitié de la grande et belle rue de l'Assem-
» blée, toute celle le long de la rivière en sor-
» tant de la promenade dite de Sept Heures,
» comprenant des hôtels importants, des maisons
» considérables, des magasins, furent consu-
» més, les meubles les plus précieux anéantis. »

Dans un aussi grand malheur, les infortunés Spadois trouvèrent dans M. Micoud-D'umons, préfet du département de l'Ourte, toutes les consolations qu'on pouvait attendre d'une ame aussi élevée. « A peine les premières rumeurs
» de l'incendie arrivent à Liége : voler vers
» eux, mêler ses larmes aux leurs, prodiguer à
» tous des soins vraiment paternels ; porter la
» consolation au milieu de leurs ruines em-
» brasées, rappeler dans leurs ames navrées la
» douce et rassurante espérance ; présenter au
» département, à toutes les communes, à tous
» les citoyens le tableau de ce terrible désastre ;
» exciter tous les cœurs à la bienfaisance, et,
» le premier, offrir son tribut ; avertir l'au-
» torité supérieure, invoquer avec énergie sa

» toute puissante bienveillance pour les inté-
» ressantes victimes... tout cela fut, pour M.
» Micoud-D'umons, l'affaire d'un jour, d'un
» moment. »

SPA

APRÈS L'INCENDIE.

O toi, qui des mortels, tristes jouets du sort,
Adoucis l'infortune et soutiens le courage ;
Qui sais, même au milieu des horreurs du naufrage,
Quand les flots en fureur leur annoncent la mort,
Faire encore à leurs yeux briller la douce image
Du salut et du port ;
Fille aimable des Dieux, consolante espérance !
Viens au malheureux Spa, dans sa calamité,
Rendre, par ta douce influence,
Un rayon de sérénité.
O momens désastreux, ô flammes dévorantes !
Jour funeste à jamais, jour dont le souvenir
Épouvantera l'avenir
Par ses peintures déchirantes !
Implacable destin, as-tu, dans ta fureur,
Juré d'anéantir cet asyle enchanteur,

Que la bienfaisante nature
Marqua du sceau de sa faveur ?
Veux-tu tarir la source et si douce, et si pure
De santé, de paix, de bonheur,
Que présentent ces eaux, sous la belle verdure
De leur vallon consolateur ?
Ah ! vois leurs nayades modestes
Pleines d'effroi, baisser des yeux chargés de pleurs,
Et dans le fond de leurs grottes agrestes,
Cacher leurs couronnes de fleurs.
Tout est en deuil, tout est en larmes.
Un moment a changé ce fortuné séjour,
Que chérissait Vénus, qu'avait choisi l'amour ;
Où les plaisirs, dans tous leurs charmes,
Venaient en foule et composaient leur cour.
Ces bocages si frais, ce riant paysage,
Ce ruisseau pur qui roule en replis sinueux,
Ces rochers éclatans, l'honneur de son rivage,
Ne réfléchissent plus que l'horrible ravage
Du volcan qui s'acharne à dévorer ces lieux.
Parle du vol de l'aigle, homme faible et timide,
Cite le javelot que lance un bras numide,
Des torrens du désert l'impétuosité;
Ces laves que l'Etna jette au loin dans sa rage,
Et leur effroyable passage....
Ce monstre les surpasse en sa rapidité.

Il ne respecte rien : la paisible chaumière,
Du modeste artisan retraite hospitalière,
Et ces hôtels, brillant de la pompe des arts,
Qu'admirait l'étranger, dont la noble élégance
Offrait à nos regards
Les gages du retour d'une heureuse abondance,
Ont mêlé leurs débris confusément épars.
Des flots amoncelés d'une sombre fumée,
S'élance en tourbillons une cendre enflammée
Qui les couvre de toutes parts.
La mère de famille interdite, éperdue,
Sur ses fils frémissans n'ose lever la vue;
L'époux se précipite au milieu des hasards :
Tout porte la terreur dans leur ame abattue.
Ciel ! en est-ce donc fait ? ne peut-on te fléchir ?
Spa sans retour doit-il périr,
Et son heure est-elle venue ?
Qui peut contempler sans gémir
Ces lugubres tableaux, ces effrayans abimes ?
Qui pourrait penser sans frémir
A leurs déplorables victimes ?
Êtres intéressans aux douleurs réservés,
Du fiel le plus amer lentement abreuvés,
Comme un vautour affreux la misère cruelle
Sur vos enfants s'élance avec rapidité :
Annonçant les horreurs qu'elle traîne après elle,

La faim , la pâle faim paraît à son côté.
Ils sont en proie à la flamme barbare
Ces trésors de Cérès , qu'arrache au sol avare ,
Un long et pénible labeur.
Ils devaient de l'hiver adoucir la rigueur !
Quel funèbre avenir prépare
Ce torrent exterminateur ?
Ah ! des cœurs ulcérés le désespoir s'empare ,
L'épouvante les glace , et sa morne stupeur
A sur les fronts éteints répandu sa pâleur.
Quoi ! la discorde impie et ses torches sanglantes ,
Des orages publics les phases turbulantes
N'ont-elles pas assez , malheureux habitans ,
Dans Spa, délaissé si long-temps,
Accablé ses nymphes tremblantes ?
N'a-t-il pas vu ravir à sa vallée en deuil
Ces réunions si brillantes
Qu'il citait à l'Europe avec un juste orgueil ?
Par ces revers cruels , de sa noble industrie
La source s'arrêtait , mais n'était pas tarie ;
La paix , la douce paix , terme de tant de maux ,
Promettait d'en rouvrir les utiles canaux
Et ! qui réparera ces ruines fumantes ?
Quel bras va relever ces demeures charmantes ?
Qui va rendre à la vie , à la paix , au bonheur
Ce peuple consterné qu'a froissé l'infortune ?

Qui te ramenera, malheureuse commune,
A toute ta splendeur ?
Mais quel éclat brille dans l'empirée !
Quelle aimable divinité
Apparaît tout-à-coup à la foule éplorée ?
Son sourire déjà ranime la contrée.
Quelle grâce touchante et quelle majesté !
D'un sentiment profond mon ame pénétrée
Sent en la contemplant respect et volupté.
C'est toi, sublime bienfaisance !
La sensibilité précipite tes pas,
J'entends l'hymne sacré de la reconnaissance ;
Tous ces infortunés sont déjà dans tes bras.
Ils n'ont donc pas en vain invoqué l'espérance ;
Ce qu'elle promettoit, ta main vient l'accomplir :
Poursuis ton noble ouvrage avec persévérance,
Poursuis, par le malheur Spa saura s'embellir.
Vous, qui portez un cœur généreux, magnanime ;
Vous, dont l'ame s'élève au seul nom de vertus,
Venez sanctifier, par un emploi sublime,
Et les faveurs du sort, et les dons de Plutus.
A son premier devoir l'autorité fidèle
S'empressa de donner un exemple éclatant ;
Accourez, répondez à sa voix paternelle
Et sachez mériter le prix qui vous attend.
Sachez goûter l'intime jouissance

Que savourent ces cœurs, en qui l'humanité
Trouve, dans son adversité,
Une nouvelle providence !
Qu'il est grand le mortel qui répand des bienfaits !
De l'être créateur sainte et vivante image ;
Il porte autour de lui ses regards satisfaits,
Et s'attendrit en voyant son ouvrage.
Il en ressentira les généreux effets
Au dernier instant de son âge.
Ah ! jouir du bonheur des heureux qu'il a faits
C'est la récompense du sage.

Bientôt les secours arrivèrent de toutes parts ; mais la misère était grande, plus de la moitié des habitants se trouvaient dénués de tout ; la rapidité des flammes avait été telle que rien n'avait pu leur échapper ; aussi le temps seul pouvait réparer les pertes immenses causées par ce terrible incendie dont le souvenir fait encore frémir ses malheureuses victimes.

Pendant ces guerres continuelles, les Spadois ne pouvaient plus rien attendre des saisons. On vit cependant à Spa en 1809, la Reine de Westphalie, qui y amena un peu plus de monde que de coutume. Après une fête brillante qu'y donna M. le Préfet du département, à l'occasion de l'armistice entre l'Empire et l'Autriche, une société de Seigneurs étrangers conçut l'idée de représenter sur le théâtre de la Redoute, *la Bonne mère* et *le Sourd ou l'auberge pleine*, qu'elle exécuta à ses dépens et au bénéfice des incendiés, le 17 et le 19 août. Cette nouvelle fête attira pendant quelques jours une foule considérable de personnes du pays. Ces nobles acteurs furent couverts d'applaudissements, et au moment où on s'y attendait le moins, un chanteur placé dans l'orchestre leur adressa ces couplets, dont le refrain fut répété en chœur par toute l'assemblée.

Talents, esprit, graces, beauté,
Parmi vous sont d'intelligence,
Et sous les traits de la gaîté,
Vous nous peignez la bienfaisance.
Nos cœurs se mêlant à vos jeux,
Répètent ce refrain joyeux,
Chantons, célébrons
Les bienfaits que nous leur devons.

Comme l'onde qui, dans son cours,
De fleurs embellit son rivage,
Vous fuyez, hélas! pour toujours :
Mais nos cœurs seront du voyage.

Par vous, le pauvre plus heureux,
Dira dans un refrain joyeux,
Chantons, célébrons
Les bienfaits que nous leur devons.

En 1810, vint à Spa pour y prendre les eaux la Princesse Hortense, reine de Hollande. Pendant cette saison les Spadois furent bercés de l'espoir assez long-temps soutenu de posséder dans leur ville l'Empereur Napoléon, dont la présence, quoique momentanée, eût suffi pour rendre à Spa tout l'éclat de son ancienne célébrité. En 1811, la Princesse Pauline, sœur de l'Empereur, y séjourna six semaines qu'elle consacra à l'usage des eaux, qu'elle prit avec le plus grand succès.

En 1813, après la désastreuse campagne de Moscou, Spa reprit un aspect plus florissant. En 1814, le nombre des étrangers venus aux eaux augmenta considérablement. Enfin, après la mémorable bataille de Waterloo, Spa vit renaître toute sa splendeur. Bientôt S. A. R. le Prince d'Orange accourut à ces sources salutaires pour y chercher un remède à ses blessures. Il y resta trois mois, et pendant son séjour, il y donna les fêtes les plus brillantes, et il sut par ses manières affables se concilier tous les cœurs. Il accabla les Spadois de bienfaits, et il ne cessa de leur accorder toute sa protection auprès de S. M. le Roi des Pays-Bas, qui mit à la disposition de l'administration communale des sommes considérables pour servir aux embellissements de Spa. Ce séjour charmant plut tant au Prince d'Orange qu'il y revint plusieurs années de suite, et qu'il y attira presque tous les souverains de l'Europe.

En 1816, vinrent à Spa les Archiducs Jean et Louis, et en 1817, S. M. le Roi des Pays-Bas, le Prince héréditaire de Prusse, et un grand nombre d'autres Princes illustres. En 1818, le congrès d'Aix-la-Chapelle amena tant d'étrangers que Spa devint trop petit pour les loger. L'Empereur Alexandre, le Roi et le Prince Royal de Prusse; le Prince et la Princesse d'Orange; le Grand-Duc Michel; le Duc et la Duchesse de Cumberland; le Prince de Waterloo, et un nombre considérable de Princes de haut rang honorèrent successivement Spa de leur présence.

En 1821, S. M. la Reine des Pays-Bas vint prendre les eaux de Spa pendant six semaines, pendant son séjour elle donna un bal magnifique où se trouvèrent réunis, leurs Majestés les Rois de

Prusse, des Pays-Bas et de Wurtemberg; le grand Duc et la grande Duchesse Nicolas; le Prince et la Princesse d'Orange, et quatorze Princes et Princesses appartenant à des dynasties royales.

Le 26 Janvier 1828, vers minuit, l'alarme se répandit dans Spa. Une masse énorme de rochers s'était détachée de la montagne d'Annette et Lubin, et avait renversé, sans autres accidents, une partie des maisons situées sur la place Royale, lesquelles se trouvent accollées à cette montagne. Cette catastrophe qui aurait pu avoir les suites les plus funestes, avait été prévue par l'abbé Defeller qui vint à Spa pendant la saison de 1774. Sur le sommet on remarquait une fente profonde, et il était facile de voir que ce mouvement n'avait été occasionné que par l'empiétement fait insensiblement par les propriétaires de ces maisons sur le pied de cette montagne.

Le 3 décembre de cette année, vers six heures et demie du soir, un bruit épouvantable, accompagné d'une forte secousse de tremblement de terre qui dura au moins 40 secondes, jeta la consternation parmi les habitants, qui apprirent quelques jours après, qu'au même instant, on avait éprouvé ce phénomène dans une grande partie de la Belgique.

Depuis les événements de 1815, Spa n'avait cessé un moment d'être dans l'état le plus prospère. Avec la paix, on avait vu accourir de toutes parts à ses fontaines célèbres, ces nombreux buveurs qu'on y remarquait dans les plus brillantes saisons; lorsque le démon des révolutions vint encore une fois troubler le bonheur de ses habitants.

En 1830, à peine la révolte de Bruxelles fut connue à Spa, que l'on vit s'épanouir toutes ces vieilles physionomies au sourire exécrable de 1789, et que chacun dut songer à se mettre en garde contre leurs honteux projets, qui furent heureusement déjoués par la fermeté de ceux qui étaient menacés. Le 29 août, on connut à Spa les pillages de Verviers, et le 30, vers une heure après-midi, on vit se mouvoir au bout de l'allée de Marteau une masse de brigands, tous habitants de la commune de Theux, au nombre d'environ 300, armés de vieux fusils, de haches et de massues, qui vinrent piller et saccager la maison du receveur des contributions, et auraient porté plus loin leurs dévastations, si, indignés de ces scènes d'horreurs, les honnêtes bourgeois ne s'étaient tout-à-coup réunis pour repousser ces bandits, qui quittèrent précipitamment Spa après avoir mis le feu à leur butin.

Dès lors Spa dut nécessairement subir toutes les vicissitudes des premiers temps de la révolution. Plusieurs incendies qui se déclarèrent successivement pendant les années 1831 et 1832, et qu'on attribua généralement à la malveillance, n'avaient fait que hâter le découragement de la plupart des Spadois, et encore une fois le pauvre Spa allait être plongé dans le néant, lorsqu'à l'avénement au trône de la Belgique de Sa Majesté Léopold Ier, ses habitants sentirent renaître la plus douce espérance. Le 19 septembre 1833, LL. MM. Le Roi et la Reine honorèrent pendant trois jours Spa de leur présence ; mais déjà la saison était sur son déclin ; tout languissait dans les champs ; les arbres qui recouvrent les montagnes qui dominent Spa, n'offraient plus cet aspect verdoyant qui fait le charme de ce séjour enchanteur ; le ciel était couvert ; l'air était sombre, nébuleux et froid ; tout alors avait contribué à donner à Leurs Majestés une idée défavorable de cet endroit jadis si florissant, et depuis les Spadois avaient perdu tout espoir, lorsque l'assurance que vient de donner Sa Majesté qu'elle viendra passer à Spa une partie de l'été de 1837, avec toute sa Cour, a fait revivre l'espérance dans tous les cœurs, et promet que cette saison fera époque dans les fastes de cette intéressante petite ville.

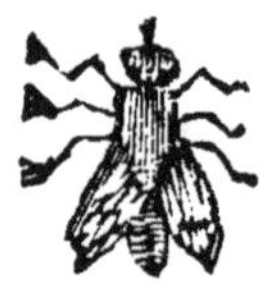

CHAPITRE III.

Fontaines Minérales.

POUHON. *

La fontaine du Pouhon est la plus célèbre, la plus fréquentée et la plus active des eaux de Spa. Elle est située au centre de la ville, à 1030 pieds au-dessus du niveau de l'océan. La date de sa découverte est inconnue; Spa lui doit certainement son origine. Il n'y a pas de doute

* Le mot Pouhon paraît dériver du mot Liégeois *pouhir*, qui signifie en Français *puiser*.

que cette source prend naissance dans la montagne qui domine Spa du côté du Nord : en 1775, pendant qu'on creusait les fondements pour bâtir le grand hôtel, où est aujourd'hui le magnifique établissement de M. John Cockerill, tout-à-coup l'eau du Pouhon devint trouble, et immédiatement après disparut ; les caves profondes du Grand-Hôtel s'étaient subitement remplies d'eau ferrugineuse. Alors la consternation fut générale ; on courut avertir le magistrat ; par ses ordres les fondements de ce nouvel hôtel furent comblés sur le champ, et bientôt le puits du Pouhon se remplit d'eau minérale, claire et limpide, à la grande satisfaction des habitants.

C'est sous un portique d'ordre Toscan, que se trouve le puits de forme quadrangulaire dans lequel jaillit cette source, et qui est recouvert d'un piédestal destiné à la statue de Pierre-le-Grand. Un escalier conduit à une salle vaste à l'usage des étrangers qui prennent les eaux. Ce monument fut élevé en 1820 à la mémoire de Pierre-le-Grand, Empereur de Russie, par la munificence de L. L. A. A. I. et R. le Prince et la Princesse d'Orange, qui du reste ne furent guères satisfaits de cette grossière construction.

L'eau du Pouhon ne tarit jamais ; elle sort

en bouillonnant des fentes de rocher qui sont dans le fond du puits. Des bulles de gaz acide carbonique traversent l'eau avec rapidité et viennent crever à la surface avec un bruit léger, qui augmente sensiblement lorsqu'il doit pleuvoir. Les nymphes préposées à chaque source avaient très-bien remarqué ce phénomène, et elles étaient dans l'habitude autrefois de prédire la pluie aux buveurs en disant que leur fontaine avait chanté.

Dans les temps chauds et secs, l'eau du Pouhon est parfaitement transparente, pétillante, d'une saveur acidule, piquante et ferrugineuse, d'une odeur faible, assez marquée cependant quand on vide son bassin, toujours recouvert d'une légère couche ochreuse. Pendant les saisons pluvieuses elle devient fade et beaucoup moins ferrugineuse. Sa température ordinaire est de 8° Réaumur; sa pesanteur spécifique de 1, 00098.

Lorsqu'on verse de l'eau du Pouhon dans un verre, ses parois se tapissent aussitôt d'une infinité de bulles de gaz acide carbonique qui ressemblent à de petites perles; peu-à-peu ces bulles se réunissent, s'en détachent et viennent crever à la surface de l'eau; elle perd enfin sa saveur, ainsi que le goût ferrugineux; elle devient ensuite trouble; sa superficie se couvre d'une pellicule irisée et finit par déposer un sédiment ochreux d'un rouge brunâtre. Exposée au feu, ces phénomènes ont lieu, mais bien plus rapidement.

L'eau du Pouhon mise dans des bouteilles bien bouchées se conserve pendant des années sans altération. Elle doit cette propriété, qui d'ailleurs lui est commune avec les autres eaux minérales de Spa, à la grande quantité d'acide carbonique qu'elle contient. Ayant des vertus plus actives que les autres, elle est la seule que l'on transporte à l'étranger.

GÉRONSTÈRE.

La Géronstère qui ne le cède en célébrité à aucune fontaine minérale de Spa, et qui serait bien plus fréquentée si elle était plus rapprochée de la ville, dont elle est éloignée d'une petite lieue, est située au Sud et à 480 pieds au-dessus du niveau du Pouhon.

Une très-belle levée, très-bien entretenue,

bordée de chaque côté d'arbres touffus, conduit à la Géronstère par un coteau gracieux, qui découvre à l'œil enchanté une vue charmante et sans contredit la plus pittoresque des environs de Spa.

La découverte de cette fontaine date à-peu-près de l'an 1580; mais ce ne fut que vers 1612, qu'on commença à la mettre en vogue: alors elle était encore entre des buissons, en un lieu peu accessible. Lors du tremblement de terre de 1692, cette source changea de place, et vint couler un peu plus bas; on en remarque encore l'emplacement dans un marécage voisin, rempli de boue ochreuse.

Il y a environ un siècle, la Géronstère était le rendez-vous de la belle société. Chaque jour, de grand matin, après avoir bu un verre de Pouhon, on se rendait à cette fontaine, où il y avait des boutiques richement étalées, des faiseurs de tours, des chanteurs, et surtout une musique ravissante qui faisait tout l'agrément de la foule de Bobelins qui s'y trouvaient.

Cette fontaine est située au milieu d'un bois silencieux, où on a pratiqué des promenades magnifiques, ombragées par des arbres grands et majestueux. Des sentiers bordés d'un gazon toujours vert et émaillé d'une variété infinie de fleurs qui répandent au loin leur doux parfum; des terrasses, des pelouses, des massifs d'arbres de toutes espèces, partout ornés de bancs commodes et élégants; des ponts jetés au hasard sur un ruisseau qui s'écoule avec bruit et s'échappe en fuyant entre ses bords fleuris et en formant ça et là de petites cascades; l'air pur qu'on y respire et le tendre ramage d'une multitude d'oiseaux; des retraites charmantes toujours abritées contre les chaleurs de l'été, et mille autres beautés champêtres qu'on y rencontre à chaque pas, rendent cet endroit le plus délicieux et le plus agréable qu'on puisse trouver.

Le puits circulaire dans lequel vient sourdre l'eau de la Géronstère, est au milieu d'un emplacement d'environ cinq pieds au-dessous du terrain environnant. Ce puits, taillé dans la roche, est renfermé dans une petite niche de marbre de forme cylindrique, surmontée d'un dôme de pierres de taille que soutiennent quatre piliers de marbre rouge. En 1651, le comte de Bourgsdorff, conseiller d'état de l'Électeur de Brandebourg, ayant pris les eaux de la Géronstère avec le plus grand succès, fit élever ce petit édifice en témoignage de sa reconnaissance. Un salon construit en 1715, qui tombe en ruine de vétusté et faute d'entretien, et qui d'ailleurs est tout-à-fait indigne de la nymphe du lieu, sert de rendez-vous dans les temps froids et humides à ceux qui viennent boire les eaux.

La saveur de l'eau de la Géronstère est ferrugineuse et moins acidule, moins piquante que celle des autres eaux minérales de Spa. Elle répand une odeur désagréable qui est celle du gaz hydrogène sulfuré. Versée dans un verre, cette eau paraît parfaitement transparente; au bout de peu de temps elle commence à laisser échapper de petites bulles; elle devient ensuite trouble et peu-à-peu il se forme au fond du verre un dépôt de couleur roussâtre. On remarque en outre que le fond du puits de cette fontaine se couvre d'une croûte blanchâtre qu'on attribue au principe qui lui communique son odeur désagréable. La température de l'eau de la Géronstère est de 7° 55 de Réaumur. Sa pesanteur spécifique est de 1, 0008.

SAUVENIÈRE ET GROESBEECK.

La Sauvenière et le Groesbeeck sont situés à une demi-lieue Sud-Est de Spa, à 470 pieds au-dessus du niveau du Pouhon, et sur la même côte de montagne que la Géronstère qui n'en est éloignée que de trois quarts de lieue. Une très belle route ombragée par une double rangée d'arbres, et qui laisse apercevoir au loin des points de vue très-variés, conduit à ces fontaines.

La Sauvenière est connue de temps immémorial, et c'est probablement la plus ancienne source minérale de Spa. Étant la plus rapprochée du chemin des Romains, c'est à cette fontaine qu'on a cherché inutilement jusqu'à ce jour à attribuer ce fameux passage de l'histoire naturelle de Pline dont j'ai déjà parlé.

Autrefois la Sauvenière était très en vogue. On y remarquait surtout une foule de prêtres, de religieux et de religieuses, ce qui avait fait donner à cette fontaine le nom de *Fontaine Ecclésiastique*. Il y avait tant de monde, qu'il arrivait souvent que la source ne pouvait suffire aux buveurs, et que chacun était obligé d'attendre son tour. C'est pour cette raison que vers 1720, on était encore dans l'habitude d'y dire la messe tous les jours dans une petite chapelle qui portait le nom de *Sallamanque;* on l'appelait la messe des Bobelins, et plus tard la fondation en fut transportée aux Capucins.

Dans ces temps-là les environs de ces fontaines étaient extrêmement négligés ; une misérable masure servait de chauffoir et de retraite contre la pluie. Vainement le Magistrat aurait voulu les embellir; car se trouvant dans des lieux déserts et au milieu des bois, chaque année les Bohémiens et autres bandits qui couraient le pays, en faisaient leur retraite pendant l'hiver, emportaient les portes et fenêtres des bâtiments et brûlaient tout ce qu'ils y trouvaient.

Comme à la Géronstère, des marchands en tous genres venaient y étaler leurs marchandises, et les croupiers du Pharaon qui n'étaient pas encore aussi élégamment logés qu'ils le furent plus tard, s'y rendaient avec leur banque sur les épaules, composée alors de quelques centaines d'escalins; là ils déployaient leur tapis et tiraient à droite et à gauche, en invitant gracieusement les joueurs à venir tenter la fortune.

Les fontaines de la Sauvenière et de Groesbeeck se trouvent situées à côté d'un petit bois dans lequel on a ménagé des promenades qui contrastent agréablement avec la bruyère sauvage qui les entoure de toutes parts.

Le puits peu profond qui reçoit l'eau de la Sauvenière, est taillé dans la roche vive, à travers les fentes de laquelle vient sourdre l'eau, et avec elle des bulles nombreuses de gaz acide carbonique qui vont continuellement crever à la surface de l'eau. Ce puits est surmonté d'un petit dôme, et recouvert d'un toit qui communique par une galerie avec un salon assez propre où l'on peut se promener dans le mauvais temps.

La saveur de l'eau de la Sauvenière est acidule, piquante, agréable et moins ferrugineuse que celle du Pouhon. Elle exhale une odeur un peu sulfureuse, qui disparaît presqu'aussitôt que l'eau est puisée. Celle-ci pétille dans le verre, et se trouble ensuite en déposant une poudre roussâtre pâle. La température de cette eau est de 7° 77 de Réaumur. Sa pesanteur spécifique est de 1,00075.

Le Groesbeeck qui n'est éloigné que de quelques pas de la Sauvenière, est d'une date plus récente que celle-ci. Cette source qui prend son nom du baron de Groesbeeck, est reçue dans un puits quarré taillé dans la roche schisteuse. Ce puits est surmonté d'une niche construite en pierres de taille et en marbres de diverses couleurs ; elle est aussi ornée de pilastres, d'un entablement et d'un fronton. Sur la frise il y a une inscription latine qui porte : que le baron de Groesbeeck ayant été guéri d'une maladie des reins très grave en 1651, par les eaux de cette fontaine, y fit poser cette niche, qui fut restaurée en 1776 par le marquis de Croix, dont l'épouse était de la famille de Groesbeeck.

Le Groesbeeck par ses qualités physiques ressemble beaucoup à la Sauvenière, sa saveur est piquante, très-agréable ; elle est moins ferrugineuse et les bulles de gaz acide carbonique qui la traversent sont en plus grand nombre, que dans les sources précédentes. Sa température et sa pesanteur spécifique ne diffèrent pas de celles de la Sauvenière.

SOURCES DU TONNELET.

Les Sources du Tonnelet sont situées à une demi lieue de Spa, au nord-est de la Sauvenière, à 220 pieds au-dessus du niveau du Pouhon. Une de ces sources est recouverte d'un petit dôme ; c'est le vieux Tonnelet qui rivalise d'ancienneté avec la Géronstère. Ce n'est que depuis 1753, que le Tonnelet est au rang des fontaines publiques. Alors le Magistrat l'acquit d'un particulier, de même que la prairie qui l'entourait. Quelques années après cette acquisition, on creusa près du vieux Tonnelet le bassin du nouveau, qui, par ses qualités physiques et chimiques, ne diffère que très peu du premier.

En 1757, le docteur Lucas ayant fait l'analyse des eaux minérales de Spa, accorda la préférence à celles du Tonnelet ; de sorte que vers 1765, ces eaux étaient presqu'exclusivement en vogue. Aujourd'hui sans être négligées, elles sont très peu fréquentées.

La situation du Tonnelet est assez agréable ; on y arrive par une levée plantée d'arbres ; c'est une belle promenade à faire à cheval ou en voiture en visitant la Sauvenière et la Géronstère, avec lesquelles il communique. Le terrain qui entoure ces fontaines est tellement mouvant, marécageux, et peu propre à y creuser des fondements, que jusqu'à ce jour, malgré les plus grandes précautions, toutes les constructions qu'on a faites à l'entour, se sont écroulées, de sorte qu'on a dû renoncer à y faire aucun embellissement.

Les eaux du Tonnelet jaillissent dans des puits taillés dans la roche schisteuse, et qui autrefois avaient la forme d'un tonneau sans fond, d'où est venu le nom de Tonnelet. Elles sortent en abondance des fentes de la roche avec un bruit qu'on entend à quelque distance, en laissant échapper une très grande quantité de gaz acide carbonique, qui donne à ces eaux l'apparence de l'eau qui bout sur un grand feu. Ces eaux répandent une légère odeur de souffre, leur saveur est piquante, agréable et moins ferrugineuse que dans les autres sources. Lorsqu'on a bu un grand verre des eaux du Tonnelet, le gaz s'échappe en quantité de l'estomac et picote le nez, comme si l'on avait bu du vin de Champagne mousseux. La température de l'eau de ces sources est de 7° 77 de Réaumur ; leur pesanteur spécifique est de 1, 00075.

Ce qu'il y a de plus remarquable dans les eaux du Tonnelet, c'est la grande quantité d'acide carbonique qu'elles contiennent. Ce gaz est si abondant dans le terrain qui avoisine ces sources, que dans certains états de l'atmosphère et notamment lorsque le vent change au nord, les caves du village voisin, le Niveset, en sont si remplies, que les chandelles s'y éteignent, et que nul animal ne peut y entrer sans être asphixié. Il est arrivé plusieurs fois que des enfants y ont succombé, et il y a quelques années encore on en a eu un triste exemple. On dit que dans ces caves le lait crème mieux, et qu'elles sont plus propres que les autres à conserver frais les légumes et les viandes.

Le superflu des eaux du Tonnelet, d'ailleurs si remarquables par leur grande pureté, sert à alimenter des bains et un vaste bassin pour le plongeon. Ces bains de deux sortes, chauds et froids, sont encore assez fréquentés, et l'usage en peut coïncider admirablement dans beaucoup de maladies avec celui des eaux minérales, ainsi que la douche et le plongeon.

WATROZ, NIVESET ET BARISART.

Le Watroz, le Niveset et le Barisart, sources qui auraient certainement leur mérite dans un pays où la nature aurait été moins prodigue de ses bienfaits, après avoir joui autrefois d'une certaine réputation, sont aujourd'hui complètement abandonnées.

Le Watroz est situé dans une prairie marécageuse entre la Sauvenière et le Tonnelet; le Niveset près du village de ce nom, et le Barisart au sud de Spa, entre le Pouhon et la Géronstère, où les amateurs pourront les voir et s'assurer de leurs qualités.

Après avoir traité de la topographie, de l'histoire et des propriétés physiques de chaque fontaine minérale en particulier, je donnerai dans un tableau, afin d'éviter de nombreuses répétitions, le résultat des analyses qui, à diverses époques, ont été faites sur les eaux de Spa par des chimistes distingués.

TABLEAU SYNOPTIQUE DES PRINCIPALES ANALYSES FAITES A DIVERSES ÉPOQUES SUR LES EAUX MINÉRALES DE SPA.

ANALYSE FAITE EN SUÈDE PAR BERGMANN, SUR 100 LIVRES D'EAU DU POUHON.

GAZ ACIDE CARBONIQUE. — Pouces cubes	MATIÈRES FIXES EN GRAINS.	CARBONATE DE SOUDE CRISTALISÉ.	MURIATE DE SOUDE.	CARBONATE DE FER.	CARBONATE DE CHAUX.	CARBONATE DE MAGNÉSIE.
45	740, 1[11	154, 6[11	18, 2[11	59, 2[11	154, 6[11	363, 7[11

ANALYSE FAITE SUR LES LIEUX, PENDANT L'ÉTÉ DE 1787, PAR LE DOCTEUR JOHN ASH, SUR LA QUANTITÉ D'UNE QUARTE, MESURE DE WINCHESTER, ENVIRON UNE PINTE DE PARIS, OU 70 1/2 POUCES CUBES.

FONTAINES MINÉRALES.	Pesanteur spécifique. — Onces d'eau	Matières fixes. — Grains.	Chaux aérée ou carbonatée.	Alcali minéral aéré ou soude carbonatée.	Magnésie aérée ou Carbonatée.	Fer aéré ou carbonaté.	Selénite ou chaux Sulfatée.	Alcali fixe végétal ou potasse carbonaté.	Proportions du gaz acide carb. mêlé de gaz hydrogène sulfuré dans la Géronstère seule.
Pouhon.	33,00	16,25	2,75	2,25	9,50	1,75	0,00	0,00	35,75
Géronstère.	32,75	5,50	2,50	1,05	0,00	0,75	0,50	0,00	24,75
Sauvenière.	32,50	3,75	1,50	0,75	0,00	0,50	0,00	1,00	33,00
Groesbeeck.	32,25	5,25	1,50	1,00	0,00	0,75	0,00	2,00	35,50
Tonnelet.	32,00	2,00	0,25	0,75	0,00	1,00	0,00	0,00	40,75

ANALYSE FAITE A SPA, EN 1814 ET EN 1816, PAR LE DOCTEUR JONES, SUR LA QUANTITÉ D'UN GALLON, ÉGAL A 231 POUCES CUBES, OU 3 LITRES 785.

FONTAINES MINÉRALES.	Température therm. Centésimal.	Gravité spécifique.	Gaz acide carbonique en pouces cub.	Matières fixes en grains.	Sulfate de soude.	Muriate de soude.	Carbonate de soude.	Carbonate de chaux.	Carbonate de magnésie	Oxide de fer.	Silice.	Alumine.	Perte.
Pouhon.	10	1,00098	262	26,08	0, 99	1,16	2,25	9,87	1,80	5,24	2,26	0,29	2,94
Géronstère.	9,44	1,0008	168	12,50	0, 62	0,64	1,43	5,20	1,05	0,94	1,40	0,19	1,03
En 1816.	»	»	»	»	»	»	»	»	»	0,35	»	»	»
Sauvenière.	9,72	1,00075	241	8,50	0, 05	0,25	0,60	3,50	0,60	2,10	0,40	0,10	0,90
En 1816.	»	»	»	5,03	»	»	»	»	»	0,08	»	»	»
Groesbeeck.	9,72	1,00075	265	5,90	0, 05	0,15	0,30	2,40	0,20	1,55	0,60	0,10	0,55
1er Tonnelet.	9,72	1,00075	280	5,30	0, 00	0,15	0,20	1,10	0,30	2,70	0,60	0,10	0,90
2e Tonnelet.	9,72	1,00075	262	3,70	*	*	0,10	0,90	0,20	1,50	0,65	*	0,35
Watroz.	»	»	»	9,30	*	0,02	0,10	1,40	1,90	2,60	0,90	0,60	1,80
Pouhon après une saison pluvieuse.	»	»	»	32,03	0, 80	0,95	2,00	13,82	2,97	4,15	3,27	0,38	3,68
En 1816, année pluvieuse.	»	»	»	17,8	0, 35	0,40	0,90	7,30	1,95	1,75	2,50	1,60	1,05

* Quantité trop petite pour être déterminée.

NOUVELLE ANALYSE FAITE EN 1830, PAR M. PLATEAU. LE POIDS DE L'EAU ÉTANT REPRÉSENTÉ PAR 1000.

FONTAINES MINÉRALES.	Température. Réaumur	Acide carbonique libre en poids.	Acide carbonique en volume le v. 1000	Hydrogène sulfuré en poids.	Hydrogène sulfuré en volume	Bi-carbonate de soude.	Idem de Potasse.	Idem de Chaux.	Idem de Magnésie.	Idem de Fer.	Sulfate de Soude	Chlorure de Sodium.	Silice
Pouhon.	7°	21,409	1,085,5	»	»	0,1266	0,0105	0,1730	0,1674	0,0714	0,0203	0,0256	0,0629
Géronstère.	6° 7	2,1089	1,069	0,0002	0,155	0,0368	0,0064	0,1572	0,1212	0,0420	0,0031	0,0065	2,0150
Sauvenière.	6° 5	2,2664	1,148,9	»	»	0,0379	0,0058	0,1115	0,0489	0,0715	0,0043	0,0057	0,0107
Groesbeeck.	6° 1	2,1815	1,105,8	»	»	0,0136	0,0059	0,1133	0,1137	0,0718	0,0094	0,0051	0,0049
Tonnelet.	8°	2,2350	1,133,0	»	»	0,0011	0,0023	0,0625	0,0395	0,0613	0,0191	0,0079	*0,0207

CHAPITRE IV.

EFFETS PRIMITIFS ET SECONDAIRES DES EAUX MINÉRALES DE SPA ; MALADIES DANS LESQUELLES ON LES A EMPLOYÉES AVEC SUCCÈS.

L'analyse, il n'y a pas de doute, est le flambeau qui éclaire le praticien, qui lui fait comprendre différents effets des eaux minérales et le rend plus ferme à diriger les malades dans leur emploi : cependant il doit se garder de vouloir fonder le traitement uniquement sur cette analyse. Car, en étudiant la manière d'agir de chacun des principes constituants, sans avoir égard à l'action générale du composé, il serait nécessairement entraîné dans de fausses conséquences, les principes minéralisateurs étant tellement combinés avec l'eau, que les propriétés médicinales ne sauraient être déterminées par les qualités d'un principe considéré séparément.

Le résultat des analyses que je viens d'exposer, prouve que les eaux des diverses sources minérales de Spa possédent toutes à peu près les mêmes principes, et qu'ainsi on doit les regarder comme un remède unique, ayant les mêmes propriétés et les mêmes vertus, mais à des degrés différents, selon qu'elles contiennent plus ou moins de fer, ou d'acide carbonique, circonstance que le médecin ne doit pas perdre de vue dans leur administration.

D'après le grand nombre d'observations qui ont été successivement recueillies depuis plus d'un siècle, et qui ont fixé pour toujours la réputation dont jouissent à si juste titre les eaux de Spa, il conste qu'elles sont tonique apéritives et rafraîchissantes; que toutes, elles fortifient l'action musculaire, et sont très efficaces dans les maladies qui proviennent de la faiblesse et du relâchement des tissus.

Un des effets les plus remarquables de ces eaux est de porter à la tête, et de causer immédiatement après qu'on les a prises un assoupissement passager, une ivresse légère, qui se dissipent en promenant ou en faisant tout autre exercice. Chez la plupart de ceux qui les prennent avec modération, elles donnent aux idées une teinte riante et leur communiquent une gaîté douce et franche, qui contraste avec la morosité qu'avait occasionnée la maladie.

Toutes les parties de l'économie gagnent de la force et de la vigueur par l'usage continué des eaux de Spa; elles paraissent pénétrer tous les tissus; le corps devient plus dispos, plus agile. Chez les personnes affaiblies par un état de maladie on ne tarde pas à remarquer qu'elles augmentent la force matérielle du cœur; ce viscère communique une impulsion plus vive et plus énergique aux colonnes de sang qui remplissent les canaux artériels; le pouls devient plus fort, plus dur, sans cependant augmenter sensiblement de fréquence et de vitesse.

Leur action réveille la fonction absorbante lorsqu'elle est dans l'inertie. Elles fortifient le tissu des organes des sécrétions et des exhalations, elles développent leur énergie, soutiennent l'exercice de leurs fonctions. Sous leur influence la sécrétion de la salive est augmentée : Limbourg l'a vue portée jusqu'à un ptyalisme abondant. Les urines coulent constamment avec une telle abondance, que ces eaux ont été décorées du titre de Diurétiques.

Elles donnent de l'énergie et de la force au système digestif; aussi remarque-t-on qu'elles excitent, après quelques jours de leur emploi, un appétit qu'il serait même souvent dangereux de satisfaire. L'élaboration des aliments s'opère avec plus d'aisance pendant leur usage; on ne ressent plus après l'ingestion des aliments cet état de gêne et de malaise, ces douleurs sourdes ces pésanteurs épigastriques qui accompagnent d'ordinaire les digestions difficiles.

En réfléchissant aux effets que les eaux de Spa produisent sur les divers appareils organiques, on reste convaincu que leur action est essentiellement fortifiante ; qu'elles tendent à perfectionner les digestions; à ranimer la circulation languissante; à imprimer une nouvelle direction à l'énergie vitale ; qu'elles rappelent à leur type physiologique les sécrétions viciées ou supprimées ; qu'elles provoquent des évacuations salutaires ; qu'elles produisent dans l'économie une transmutation intime, un changement profond; qu'enfin elles retrempent, pour ainsi dire, le corps malade, et lui donne une constitution nouvelle avec laquelle deviennent incompatibles les affections morbides qui le minaient dans son état antérieur.

Après avoir ainsi démontré le mode d'action des eaux de Spa, je ferai connaître les maladies pour lesquelles, ensuite de l'observation la mieux constatée, on les a administrées avec le plus de succès.

En général elles sont dangereuses et pourraient même devenir nuisibles dans toutes les affections inflammatoires, et les individus pléthoriques ou d'une constitution nerveuse, très irritable, ne doivent en faire usage qu'avec les plus grandes précautions.

Je dois dire cependant, qu'eu égard à leur vertu rafraîchissante, j'ai le plus souvent cédé aux instances des malades, qui dans l'état de santé faisaient de cette eau leur boisson habituelle, et que j'en ai permis l'usage avec certaines précautions, il est vrai, mais toujours avec avantage, pendant tout le cours des diverses phlegmasies aiguës du tube digestif.

Personne ne doute que l'observation des effets des eaux minérales sur le corps humain ne soit comme les autres remèdes le fondement principal d'une saine pratique. Il s'ensuit donc que la règle du choix d'une fontaine plutôt que de l'autre, ne peut être établie que sur un grand nombre de faits, qui prouvent, non pas que l'eau d'une source réussit dans telles circonstances, mais que c'est celle, qui y réussit le mieux, le plus constamment, ou avec le moins d'inconvénients.

Or, les nombreux auteurs qui depuis plusieurs siècles ont étudié les propriétés particulières à chacune de ces fontaines célèbres, recommandent spécialement l'eau du Pouhon dans les engorgements du bas-ventre, du foie, de la rate, la jaunisse et autres affections qu'accompagnent ordinairement des fièvres intermittentes anciennes et rebelles qui finissent par détériorer tout le système.

L'eau de cette source est encore très-efficace pour relever les forces digestives : ainsi elle convient parfaitement toutes les fois que la langue est pâle, qu'il y a perte d'appétit, vomissements, hoquets ; que les digestions sont suivies d'éructations, de flatulences incommodes, de céphalalgies opiniâtres, qui reconnaissent pour cause une débilité gastrique, et qui fatiguent surtout les hommes livrés à l'étude et à la vie sédentaire du cabinet.

C'est encore l'eau du Pouhon que l'on employe avec tant d'avantage dans ces hémorrhagies que l'on a nommées passives. Des hématuries, des ménorrhagies, des flux hémorrhoïdaires qui depuis long-temps épuisaient des individus déjà affaiblis par des maladies antérieures, ont trouvé un remède salutaire dans l'usage de l'eau de cette source. En rétablissant l'exercice des fonctions nutrives, elle répare le désordre que la perte de sang excessive a pu occasionner, et par sa qualité astringente elle peut en outre déterminer sur la partie malade un resserrement qui s'oppose à la sortie de ce fluide. De même on a tiré un parti utile de l'emploi de cette eau contre les flux qui succèdent aux phlegmasies des membranes muqueuses : on la prescrit avec le plus grand succès dans les catarrhes chroniques de la vessie, dans les gonorrhées anciennes, les fleurs blanches, les diarrhées chroniques et autres affections dont les symptômes inflammatoires ont disparu.

L'anémie trouve encore dans l'usage de cette

eau une resssource précieuse ; par son emploi les individus scrophuleux obtiennent la résolution des ganglions engorgés ; sous son influence les fonctions reprennent leur énergie, la pâleur, la bouffissure disparaissent, et à cet état de langueur et d'abattement succède une santé brillante.

On vante l'eau de la Sauvenière comme jouissant d'une vertu toute particulière contre la stérilité. On cite plusieurs exemples qui prouvent que des femmes jusqu'alors privées des douceurs de la maternité, ont pu par son usage devenir fécondes. On sait d'ailleurs que les eaux ferrugineuses en général ont toutes été préconisées en pareilles circonstances. Les Bourgeois de Francfort avaient autrefois la précaution de stipuler dans leur contrat de mariage que leurs femmes n'iraient que deux fois en leur vie aux eaux minérales de Schwalbach, de crainte qu'elles ne fussent trop fécondes.

A Spa, la Sauvenière, dit-on, jouit seule de cette singulière prérogative. On raconte que Saint Remacle avait habité les environs de cette fontaine, et que sa vertu est une suite miraculeuse du séjour qu'il a fait en ces lieux. Le bon Saint étant un jour en prière, s'y étant endormi, son pied s'enfonça dans cette pierre et y laissa l'empreinte qu'on y voit ; or cette impression de Sainteté est très-fertile en prodiges ; car ce trou qu'on a nommé le pied de Saint Remacle, a tant de vertu, que toute femme stérile y trouvera la fécondité, si pendant neuf jours de suite elle boit chaque jour un verre de cette eau, ayant le pied dans cette bénite pierre, avec une ferme confiance de concevoir. On pense bien que les jolies promenades dont on a orné les environs de cette fontaine, n'ont été inventées sans doute que pour faciliter l'opération du mystère, et que plus d'une fois ces grossesses inespérées ont fait suspecter la bonhomie des maris.

De tout temps on a observé que les eaux de la Sauvenière et surtout du Groesbeeck avaient une action diurétique des plus marquées ; aussi a-t-on toujours vanté leurs bons effets dans les affections des voies urinaires. Elles font non seulement cesser les douleurs atroces auxquelles les calculeux sont en proie, mais elles sont encore très-utiles aux personnes atteintes de la gravelle, en les débarrassant de leurs graviers et même en déterminant la sortie de petites pierres.

On a profité de l'action à la fois tonique et diurétique de ces sources pour les administrer avec un étonnant succès dans les hydropisies passives qui sont occasionnées par l'usage excessif des boissons aqueuses, l'habitation dans des lieux bas et humides ; qui surviennent à la suite de la scarlatine et des fièvres intermittentes anciennes, pendant la convalescence de longues maladies et chez les individus d'un tempérament Lymphatique porté au dernier degré.

Le scorbut, la cachexie, les dartres, les démangeaisons à la peau, et généralement toutes les éruptions cutanées, telles que boutons sur la figure, orgeolets et autres affections semblables auxquelles sont ordinairement sujettes les jeunes personnes des deux sexes, trouvent encore une ressource précieuse dans l'eau de ces fontaines, surtout lorsqu'on a soin d'en combiner l'usage avec les bains d'Eau Minérale.

La Géronstère est sans contredit la fontaine qui convient par excellence aux individus d'une constitution faible et délicate. Ainsi toutes les maladies des femmes qui réclament une médication tonique et légèrement excitante cèdent presque toujours à l'action bienfaisante de cette eau. Les orages qui paraissent à l'époque de la puberté, lorsque la menstruation est laborieuse; la chlorose ou pâles couleurs et tous les désordres qui en sont la suite; la suppression des règles; la disposition aux fausses-couches; l'affection hystérique et généralement toutes les maladies nerveuses auxquelles la complexion débile des femmes qui habitent les grandes villes, les laisse en proie, se dissipent le plus souvent après quelque temps de l'usage bien dirigé de l'eau de la Géronstère.

On retire encore des avantages incontestables de l'emploi de cette eau dans la convalescence des maladies aiguës, dans les catarrhes pulmonaires chroniques, les toux nerveuses qui surviennent à la suite d'épuisement, après un alaitement prolongé, des couches laborieuses, des chagrins cuisants et autres causes débilitantes.

On a employé les eaux du Tonnelet particulièrement contre les affections vermineuses qui affectent les enfants; plusieurs auteurs en ont vanté les bons effets dans le traitement des paralysies anciennes, des affections tristes, la mélancolie, l'hypochondrie et autres anomalies du système nerveux.

Le Watroz, le Barisart et le Niveset ne semblent pas jouir de vertus particulières ; du moins jusqu'à ce jour , on n'a recueilli aucune observation qui puisse en faire préciser les heureux effets : en attendant, ces sources doivent être considérées comme partageant les propriétés inhérentes aux diverses fontaines de Spa et autres sources ferrugineuses en général.

Telles sont les principales maladies qui, d'après l'expérience la plus répétée, peuvent être combattues avantageusement par les eaux minérales de Spa. Il en est encore une foule dans lesquelles on les emploie avec succès, et dont j'ai omis à dessein de parler, un médecin instruit pouvant facilement d'après ce court exposé déterminer les autres affections, où elles peuvent être de quelqu'utilité.

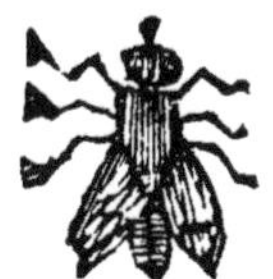

CHAPITRE V.

MODE D'ADMINISTRATION DES EAUX MINÉRALES DE SPA, ET PRÉCAUTIONS A PRENDRE AVANT, PENDANT ET APRÈS LEUR EMPLOI.

—

Les saisons les plus favorables pour prendre les eaux de Spa sont, la fin du printemps, l'été et le commencement de l'automne. C'est en effet dans ces temps de l'année que les forces de la vie sont le mieux disposées à établir un travail qui doit amener la solution d'une ancienne maladie. C'est alors que les ressources de l'hygiène, si puissantes dans le traitement des maladies chroniques, exercent l'influence la plus avantageuse, que l'on peut plus facilement entreprendre un voyage de long cours, si l'on est éloigné de la source, et que l'on peut mieux jouir des plaisirs et des agréments de la belle saison.

Les personnes qui se disposent à venir prendre les eaux de Spa, doivent, avant de se mettre en voyage, avoir soin de demander à leur médecin, un bulletin exact et détaillé de leur maladie et des remèdes qui ont été employés jusqu'alors. Cette précaution sera d'un grand secours pour le médecin à consulter, et lui servira singulièrement pour déterminer le choix de la source la plus convenable à leur situation.

Il ne faut pas, lorsqu'on est encore las et harassé du voyage, commencer immédiatement à prendre les eaux : on doit se reposer pendant deux ou trois jours. Rien alors ne fait plus de bien et ne rafraîchit davantage, lorsqu'on est ainsi échauffé et fatigué, qu'un bain tiède d'eau ordinaire.

Autrefois on administrait indistinctement à tous les malades quelque léger purgatif pour les préparer à l'usage des eaux. Aujourd'hui on a reconnu que cette règle n'est pas toujours nécessaire ni avantageuse, et semble au contraire le plus souvent nuisible. Il en est de même de la saignée dont on s'était fait un précepte général; ce n'est que rarement et dans quelques cas extraordinaires qu'on peut se permettre d'ouvrir la veine. C'est d'ailleurs au médecin à décider s'il faut être purgé ou saigné auparavant; l'un et l'autre de ces moyens paraissant devoir être contre-indiqués par le caractère asthénique des maladies pour lesquelles on recourt ordinairement aux eaux de Spa.

C'est à la pointe du jour, dans les belles matinées, lorsque l'air n'est pas encore échauffé par les rayons brûlants du soleil, que l'on va à jeun boire les eaux à la source, à moins que le mauvais temps ou la maladie ne force à les prendre chez soi. Alors l'estomac étant vide et le corps rafraîchi par le repos de la nuit, l'eau est plus agréable et les vaisseaux absorbants font mieux leur fonction.

On a observé que les personnes très-sensibles et très-faibles supportent plus facilement les eaux après avoir légèrement déjeûné; mais plus tard, lorsqu'elles ont repris assez de forces, elles peuvent les boire à jeun sans crainte d'éprouver le moindre dérangement.

Il semble à peine nécessaire de dire qu'il faut prendre garde de ne pas se refroidir en quittant le lit trop a la hâte; qu'il faut éviter de boire lorsqu'on est encore en transpiration, et que pour se garantir de la fraîcheur de l'air du matin, on doit se vêtir assez chaudement.

Il faut du reste avoir soin de choisir ses vêtements chaque jour suivant la température atmosphérique et non suivant la mode. On a vu que le climat de Spa est très-variable et qu'il arrive que le froid s'y fait sentir même au milieu de l'été. Il serait donc imprudent et même très-blâmable de ne pas se précautionner contre ces intempéries et vicissitudes de l'atmosphère, surtout quand à la faiblesse amenée par la maladie se joint une constitution délicate et impressionnable.

C'est par verres que l'on prend les eaux de Spa ; on en trouve à chaque source de toute capacité. Pour la plupart des malades, il suffira d'en boire de quatre à huit verres tous les matins, suivant l'avis du médecin qu'on aura consulté. Ceux qui ne connaissent pas encore par expérience l'effet des eaux minérales sur leur constitution, feront bien de n'en prendre le premier jour qu'une petite quantité. D'abord trois ou quatre verres suffisent. On augmente cette dose du deuxième au quatrième jour, et dès le cinquième, s'il n'est pas survenu d'accident, on peut ordinairement prendre toute la dose prescrite.

Il se trouve d'ailleurs des personnes qui n'en supporte pas quatre, et d'autres qui peuvent en boire une quantité énorme sans éprouver le plus léger dérangement. Cependant il serait ridicule de vouloir s'astreindre à boire chaque matin précisément le même nombre de verres, et il est beaucoup plus raisonnable de changer suivant les circonstances. On n'est pas tous les jours disposé de même; quelquefois, surtout quand elles passent bien, on en boit avec plaisir un ou deux verres de plus qu'à l'ordinaire; une autre fois, quand il fait froid, par exemple, la trop grande quantité d'eau est désagréable; elle pèse sur l'estomac ou cause d'autres incommodités. Il faut donc consulter à cet égard ses sensations.

Il n'est pas nécessaire d'avaler le verre d'eau avec précipitation et avec une sorte d'avidité, et cela dans la crainte de perdre l'esprit volatil. Cette manière de boire n'est pas naturelle et peut souvent causer des crampes d'estomac ou d'autres accidents.

Assurément la perte du gaz acide carbonique n'est pas indifférente; mais quand on souhaite en avaler la plus grande quantité possible, il faut d'abord prendre l'eau à la source même, la faire puiser doucement et sans donner au verre la moindre secousse, et enfin ne boire chaque verre d'eau qu'à moitié.

Le gaz acide carbonique tend toujours à s'échapper de l'eau, et se porte par conséquent à sa partie supérieure; c'est pourquoi, quand on fait usage des eaux de Spa transportées en bouteilles, on ne boit ordinairement que les premiers verres et l'on jette le reste.

On laisse ordinairement entre chaque verre un intervalle d'un quart d'heure, même d'une demi-heure, que l'on consacre à la promenade, à pied, à cheval ou en voiture, un mouvement modéré est nécessaire aux personnes qui prennent les eaux : il n'est cependant pas de rigueur; car on voit des individus que l'état de faiblesse force à les prendre au lit, et qui s'en trouvent très-bien. On peut donc s'asseoir et goûter le repos toutes les fois qu'on le juge convenable.

Quand il pleut, la compagnie se tient dans les salles adjacentes aux sources, où on à soin de faire du feu lorsque l'air est froid et humide.

Si l'on a quelque raison de diminuer un peu les parties actives de l'eau minérale de Spa ; si l'on craint l'irritabilité de tout le corps ou de l'une de ses parties ; si les poumons sont fort sensibles, comme cela arrive chez les enfants et chez les femmes nerveuses, d'une constitution faible et délicate, et dont l'estomac surtout est très irritable, il est très avantageux de couper, à l'exemple de Frédéric Hoffmann, l'eau ferrugineuse avec moitié ou partie égale de lait fortement chauffé, que l'on verse dans le verre d'eau au moment de l'avaler.

On peut dans le cours de la journée, si on le désire, boire quelques verres d'eau minérale. Pendant les grandes chaleurs de l'été, on a l'habitude à Spa de mêler à cette eau du sirop de framboises ou de groseilles, ce qui donne une boisson délicieuse et des plus rafraîchissantes.

Les personnes qui ont de belles dents feront

bien de les nettoyer légèrement avec une brosse chaque matin après avoir pris les eaux ; on a remarqué que l'eau ferrugineuse les fait noircir et leur enlève sans cette précaution une partie de leur éclat et de leur beauté. On trouve à la source des feuilles de Sauge dont on se frotte aussi les dents après chaque verre pour prévenir cet inconvénient.

L'expérience a prouvé que des enfants fort jeunes peuvent faire usage des eaux de Spa avec toute sûreté et souvent avec le plus grand succès. Sous leur influence on voit bientôt ces petits malades qui naguères étaient dans l'état le plus languissant, se fortifier en peu de temps, reprendre toute leur gaîté et l'air fleuri de la jeunesse.

En général ce n'est pas l'âge qui doit décider pour prendre les eaux ; c'est l'état de la santé. C'est donc aux médecins à juger des individus qui peuvent en faire usage sans danger et avec avantage.

Lors de l'écoulement des règles ou des hémorrhoïdes, il est prudent de suspendre pendant quelques jours l'usage des eaux, à moins que leur indication n'eût pour cause la suppression de l'une ou l'autre de ces évacuations.

Elles ne conviennent guères non plus aux femmes enceintes, et ce n'est que dans des circonstances extraordinaires qu'on peut les leur permettre. Il n'en est pas de même des femmes qui allaitent; on a remarqué que la mère et l'enfant s'en sont toujours parfaitement bien trouvés.

Il peut survenir pendant l'usage des eaux quelques accidents que le médecin traitant doit s'attacher à combattre. Dans les premiers jours ou plus tard, quand il arrive que les eaux ne passent pas bien; on ressent quelquefois dans la journée une pesanteur incommode, accompagnée de tiraillements, de gonflement à l'épigastre, effets que l'on prévient en prescrivant des dragées d'anis, de menthe poivrée, de carvi ou d'autres carminatifs sucrés; on prévient également le refroidissement que peut éprouver l'estomac par l'introduction de l'eau dans ce viscère, en le couvrant d'une pièce de flanelle ou d'une peau de cygne. La constipation qui survient le plus souvent, cesse spontanément au bout de quelques jours par une vie active, ou bien en la combattant par quelques gros de sel neutre que l'on mêle à la boisson. On obvie aux vomissements ou à la diarrhée, qui surviennent plus rarement, par l'interruption des eaux ou par quelqu'autre moyen indiqué. Elles donnent aussi quelquefois lieu à un léger mal de tête, à de l'assoupissement et à une sorte d'ivresse, qui sont de courte durée et disparaissent par l'exercice. Enfin, si pendant le traitement il survient une maladie aiguë, il faut surseoir l'usage des eaux pour combattre, d'après les principes de la médecine, la complication qui se manifeste.

Ce n'est qu'une heure ou deux après avoir cessé de boire les eaux, lorsque l'estomac est entièrement libre, et que l'appétit se fait sentir, que le malade peut se permettre de prendre quelque nourriture. La diminution des forces digestives prescrit l'usage d'aliments qui, sans exiger beaucoup d'efforts organiques, soient abondamment fournis de principes réparateurs.

Un déjeûner léger avec du thé ou du café, du pain et du beurre, ou bien du chocolat, selon qu'on en a contracté l'habitude, doit être préférable à celui où il entre de la viande ou des aliments très-nourrisants. Plusieurs auteurs ont prescrit le thé pendant l'usage des eaux martiales. Je pense qu'il ne peut être contraire, pourvu qu'il ne soit cependant pas ingéré immédiatement après avoir bu de ces eaux ; il se formerait alors de l'encre dans l'estomac, ce qui à la vérité serait moins nuisible que désagréable peut-être pour le malade.

Le dîner se composera de viandes tendres, rôties, grillées, bouillies, de légumes bien cuits et bien assaisonnés. Au dessert, on peut faire usage de fruits bien mûrs, de confitures, et même de café, si l'estomac y est accoutumé.

Le souper doit être très frugal et ne consister qu'en aliments de facile digestion. Les eaux passent mieux le lendemain quand l'estomac est dans un état de vacuité.

L'eau minérale, coupée d'un quart de vin vieux du Rhin ou de Moselle, donne une excellente boisson. Les vins de Bourgogne, de Bordeaux, de Malaga, conviennent en quantité modérée. La bière bien fermentée et récente n'a rien de nuisible pour les individus qui en ont contracté l'habitude.

Les malades doivent en général s'abstenir de viandes noires, salées, de patisseries, de fruits crus et acides, de fromages et de liqueurs alcoholiques.

Personne n'ignore que la vie active que l'on mène à Spa, n'entre comme élément essentiel dans la méthode curative que l'on y établit.

Déjà le voyage a forcé à renoncer à une vie oisive et retirée, qui ajoutait chaque jour à la gravité et à l'opiniâtreté de la maladie. Il ne s'agit donc que de soutenir cet élan, et pour cela on doit tâcher de passer son temps agréablement. Spa, comme on le verra ailleurs, en offre assez d'occasions : la compagnie variée, les beaux environs, les superbes promenades, les courses éloignées à cheval et en voiture, le théâtre, les concerts, les assemblées, les bals, les jeux et autres divertissements sont des sources abondantes de plaisir même pour les goûts les plus différents.

Les personnes malades doivent éviter de se promener tard : quand la soirée est avancée, le temps est souvent nébuleux, humide et quelquefois assez froid, surtout après une journée chaude. Il faut aussi se soustraire autant que possible aux exercices violents, longs et fatiguants, et toujours régler ses courses selon ses forces et sa susceptibilité nerveuse.

Il est très-nécessaire de se coucher de bonne heure, afin que le lendemain on puisse se rendre de grand matin à la source, en observant néanmoins de ne pas quitter le lit, avant de s'y être reposé pendant un temps suffisant pour reprendre les forces du corps épuisées par les courses de la veille.

Personne n'ignore combien les passions influent sur la santé. « Quand vous arrivez aux eaux minérales, dit le célèbre Alibert, faites comme » si vous entriez dans le temple d'Esculape; lais» sez à la porte toutes les passions qui ont agité » votre âme, toutes les affaires qui ont si long» temps tourmenté votre esprit. » En effet, tout individu qui se soumet au régime des eaux, doit d'abord mettre de côté le soin des affaires, bannir de son esprit les inquiétudes, les chagrins de la vie, et user de tous les moyens qui sont à sa disposition pour se soustraire aux idées tristes et mélancoliques qui l'assiégent de toutes parts: il doit en quelque sorte oublier sa maladie pour ne penser qu'à son rétablissement. Alors la perspective d'une guérison prochaine remplacera la sombre morosité, par la gaîté et l'enjouement; alors l'ame s'ouvrira aux affections douces et agréables, et le courage renaîtra avec la santé, but unique du voyage aux eaux.

Il arrive souvent que les malades qui boivent les eaux de Spa, ne ressentent pas d'abord tout le soulagement désiré : impatients de recouvrer une santé meilleure, ils oublient combien certaines maladies sont opiniâtres, et finissent par se décourager. On ne doit donc pas perdre de vue que ce n'est qu'en en prolongeant l'usage pendant un mois ou deux et même plus, qu'on peut espérer d'en retirer quelqu'avantage, et que quelquefois les maladies sont si invéterées ou tellement compliquées qu'on doit y recourir pendant plusieurs années.

Il est prudent de ne pas terminer l'emploi des eaux d'une manière brusque; sur la fin, il faut diminuer progressivement la dose, et revenir à la quantité par laquelle on avait commencé.

Les mêmes précautions dans le régime, quelque minutieux qu'il paraisse, sont à observer par les personnes qui prennent les eaux de Spa transportées; et celles qui sont venues les boire à la source, doivent s'y soumettre encore pendant un mois au moins après leur départ. Il est même bon de prendre avec soi ou de faire remettre à l'avance à destination des bouteilles d'eau minérale, pour en continuer l'usage pendant quelque temps.

L'expérience a prouvé nombre de fois que l'action des eaux se prolonge même après en avoir interrompu l'emploi, et que la guérison commencée à la source, s'achève, se confirme, lorsqu'on est de retour dans ses foyers.

Indépendamment de l'eau minérale prise en boisson, on peut encore l'administrer avec le plus grand avantage en injections, en bains et demi-bains; bains de siége, chauds ou froids selon l'indication. Le plongeon est un moyen assez généralement employé à Spa particulièrement contre les affections nerveuses, et c'est presque toujours avec le plus grand succès. On trouve également à l'établissement des bains des appareils pour y donner des bains de pluie ou d'ondée d'après la méthode Anglaise, ainsi que des cabinets destinés à y administrer les douches.

Enfin, dans certaines circonstances on peut recourir aux moyens purement pharmaceutiques pour ajouter à l'efficacité des eaux; mais il est inutile d'entrer, à cet égard, dans des détails étrangers à notre objet; c'est au médecin observateur à connaître et à distinguer les cas où la combinaison d'autres médicaments devient indispensable.

CHAPITRE VI.

AMUSEMENTS DE SPA.

La salubrité des eaux, le champêtre, le pittoresque du local, les charmes de la retraite, la pureté du climat, l'air vif et sain des montagnes, la fraîcheur, la variété si intéressante des paysages ne sont pas les seuls motifs qui attirent chaque saison tant d'étrangers à Spa. Les plaisirs variés qu'on y trouve, les bals, les spectacles, les assemblées, les jeux, les fêtes champêtres, les amusements publics qui s'y succèdent presque sans intervalle, sont des attraits qui séduisent plus d'une fois les oisifs de toutes les nations.

Là viennent tous les ans, exacts au rendez-vous,
Les vieillards écloppés, un jeune essaim de fous,
La sottise, l'esprit, l'ennui, le ridicule :
Le Vaudeville court, l'épigramme circule ;
Là, la coquette vient, réparant ses attraits,
Aux fats de tout pays tendre encor ses filets ;
Là, même lieu rassemble, et l'aimable boudeuse,
Et la jeune éventée, et la vieille joueuse,
Que l'aube au tapis vert surprend à son retour,
Veillant toute la nuit, se plaignant tout le jour

(Delille.)

Les premières heures de la matinée se passent ordinairement à prendre les eaux. On trouve aux fontaines des sociétés choisies, composées de personnes aimables avec qui on lie d'autant plus facilement connaissance, qu'à Spa tous les rangs se confondent et paraissent ne tendre qu'à un seul but : les plaisirs et la santé. C'est dans ces douces conversations du matin où les heures s'écoulent si rapidement, que s'arrangent le plus souvent les promenades de la journée. Néanmoins les personnes qui veuillent fuir les plaisirs bruyants, ont à Spa la liberté entière de s'isoler, même de la manière la plus agréable ; elles peuvent se livrer à la lecture, à la musique ou mieux à la peinture sur bois de Spa, amusement qui charme généralement tous les étrangers, et surtout les jeunes personnes dont la santé délicate et détériorée ne leur permet pas encore de jouir d'autres agréments.

On consacre l'intervalle entre le déjeûner et le dîner à l'exercice du cheval. C'est alors qu'on remarque ces nombreuses cavalcades qui laissent éclater partout sur leur passage la plus franche gaîté. Des petits chevaux ardennais, très-bien dressés, très-doux, très-dociles, que les Dames les moins exercées peuvent monter sans défiance, se trouvent prêts à toutes les heures du jour pour ces courses dans les environs qui sont vraiment ravissants.

Au retour de ces promenades salutaires, un appétit dévorant invite à courir à ces tables d'hôte si splendidement servies, et qui rassemblent quelquefois jusqu'à deux cents personnes. On passe le restant du jour en promenades à pied ou en voiture, et le soir on se rend à la Redoute où les assemblées, les bals, les spectacles, les concerts et les jeux attendent la foule élégante qui y accourt de toutes parts.

Avant 1780, on ne jouait guères à Spa, que le

Pharaon, le *Biribi*, et le *Creps*, mais avec un acharnement impossible à décrire. La sagesse du jeune monarque français, l'infortuné Louis XVI, lui ayant fait proscrire par sa déclaration du 1er Mars 1781, tous les jeux de hasard et tous les tripots de Paris qui les recélaient, le *trente et quarante ou le trente et un* se réfugia à Spa. Bientôt ce nouveau jeu prit faveur, et dès l'instant qu'il fut ouvert toutes les autres tables furent désertes. L'appas qu'offrait ce jeu de parier pour ou contre le banquier fit imaginer qu'il était égal.

TAPIS DU TRENTE ET UN.

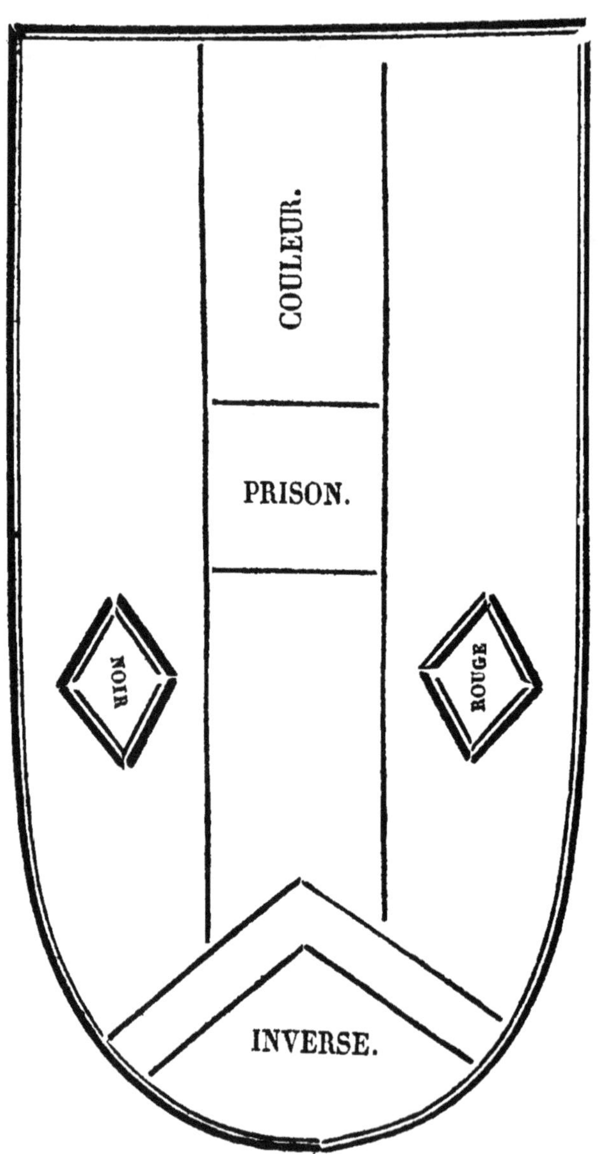

Ce jeu, dont le joueurs sont un banquier et des pontes, a cela de particulier qu'on y joue avec trois cent douze cartes, c'est-à-dire avec six jeux entiers qu'on a mêlés ensemble.

Au trente et quarante, les figures se comptent dix points, et les autres cartes autant de points qu'elles en présentent : ainsi l'as se compte un point, les deux pour deux points, les trois, de même etc.

Les pontes, dont le nombre est illimité, font leur jeu, c'est-à-dire qu'ils placent la somme qu'ils veuillent risquer, et s'ils gagnent, ils reçoivent une somme égale à celle qu'ils ont mise sur le carton. Ils placent leur argent sur la rouge ou sur la noire, et comme ces deux couleurs se trouvent dans les cartes, on peut abandonner au hasard le choix de la couleur, en plaçant son argent sur la couleur ou sur l'inverse: si la première carte est rouge, on joue la rouge ou à la couleur ; si elle est noire, on joue la noire ; c'est le contraire pour l'inverse.

Le banquier mêle les cartes, les fait couper, en découvre une qu'il met à plat au milieu de la table, tenant toujours le jeu de la main gauche ; il continue de la droite, à découvrir les cartes et à les placer l'une après l'autre sur deux lignes , jusqu'à ce que les points qu'elles présentent étant réunis , ils ne soient pas au-dessous de trente et un et ne s'élèvent pas au-dessus de quarante sur l'une ou l'autre ligne.

Les cartes tirées en premier lieu sont pour la couleur noire , et celles qu'on tire ensuite sont pour la couleur rouge.

Si le point amené pour la couleur noire approche plus du trente et un que celui qui est amené pour la couleur rouge , la rouge perd ; si le contraire a lieu , la rouge gagne.

Lorsque les points amenés pour la couleur rouge sont égaux à ceux amenés auparavant pour la couleur noire , il en résulte un refait , c'est-à-dire , qu'il n'y a ni perte ni gain pour personne , quand les points égaux sont de trente-deux à quarante ; mais si les points amenés pour la noire et pour la rouge sont de trente et un , alors le banquier tire la moitié de l'argent exposé sur les deux cartons ou met le tout en prison. Le calcul du banquier est fondé ainsi que son gain sur ce refait qui doit arriver une fois en vingt-huit ou trente coups de trente et quarante. On donne à chaque séance deux ou trois mains , c'est-à-dire , que l'on reprend deux ou trois fois toutes. les cartes du talon. Par conséquent on peut amener en une séance au moins deux refaits de trente et un, bénéfice immense pour le banquier, si ce jeu était, comme autrefois, mieux suivi.

La *Roulette* est à Spa d'une date plus récente que le trente et quarante. Il y a beaucoup de manières d'engager son argent à ce jeu, et cette variété lui donne un attrait auquel on a souvent peine à résister.

Sur un tapis d'un beau vert sont tracés d'un jaune qui imite l'or, d'abord deux zéros dont l'un est double, et à la suite, sont rangés de trois, des nombres depuis 1 jusqu'à 36. chacun a son petit encadrement bien distinct. Autour de ces nombres sont écrits ces mots opposés l'un à l'autre : *Manque*, marquant la division de 1 à 18 ; *Passe*, celle de 19 à 36 ; *Pair*, *Impair*. De chaque côté est aussi une losange, l'une rouge, l'autre assimilée à noir, et en dessous sont les 12 premiers, 12 milieu, et 12 derniers, voir le tableau.

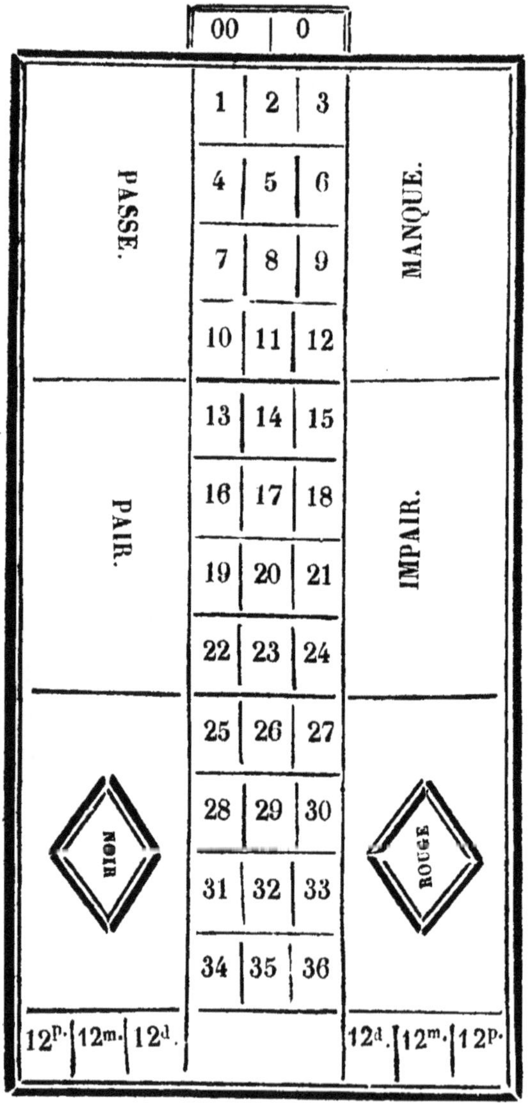

	00	0		
PASSE.	1	2	3	MANQUE.
	4	5	6	
	7	8	9	
	10	11	12	
PAIR.	13	14	15	IMPAIR.
	16	17	18	
	19	20	21	
	22	23	24	
NOIR	25	26	27	ROUGE
	28	29	30	
	31	32	33	
	34	35	36	
12p. | 12m. | 12d.				12d. | 12m. | 12p.

La Roulette se trouve placée au milieu de deux tableaux pareils à celui-ci. Au fond d'un bassin d'acajou luisant et poli, de deux pieds de diamètre, tourne sur un pivot un cylindre sur lequel sont figurés en cercle, alternativement rouges et noirs, les numéros du tapis ; chaque numéro est garni d'une petite case.

Le jeu fait ; un des banquiers saisit d'une main les branches de cuivre au moyen desquelles on met le cylindre en mouvement, et lui donne une vive impulsion ; de l'autre, il lance avec force dans le bassin d'acajou, et à contre-sens de la rotation du cylindre, une bille d'ivoire.

Cette bille fait avec célérité huit à dix tours le long des parois lustrées du bassin ; puis, perdant de sa force, elle décline vers le centre, et rencontrant de petits obstacles placés à dessein sur sa route, est forcée de sauter dans une des cases numérotées du cylindre. Aussitôt le numéro et la couleur sont proclamés à haute voix et déterminent le sort des joueurs.

D'abord il faut savoir que le joueur a dix-huit chances pour lui, et vingt contre lui, à cause du zéro et double zéro, qui sont en bénéfice pour la banque.

On peut placer son argent sur le zéro et sur le double zéro, comme sur les numéros.

Si on a placé son argent en plein sur un seul numéro et qu'il vienne à tomber, on reçoit trente-six fois la mise, et dix-huit fois si on a mis sur deux numéros voisins l'un de l'autre, et si l'un des deux tombe ; on ne reçoit que neuf fois la mise, si on gagne sur un carré, et six fois, si c'est sur une sixaine.

Si on a placé sur les 12 premiers, 12 milieu, et 12 derniers, on reçoit le double de la mise; il en est de même si on a joué sur les douze numéros d'une colonne. Si on a placé sur deux colonnes on ne reçoit alors que la moitié.

Enfin si on a placé son argent sur ce que l'on nomme les chances qui sont : pair, impair, passe, manque, Rouge et Noir, on reçoit une somme égale à la mise.

Telles sont les diverses manières de jouer à la Roulette ; cette diversité qui en fait tout l'agrément, plaît surtout beaucoup aux Dames, qui chaque soir se pressent à l'entour du tableau et forment un cercle brillant des plus séduisantes beautés.

La tenue des salles de jeux est des plus décentes ; c'est le rendez-vous du grand monde

On n'y remarque plus comme jadis de ces aventuriers, de ces escrocs qui vivaient aux dépens des dupes qu'ils faisaient et des filouteries qu'ils se permettaient avec une adresse inconcevable. Toujours prêts à tomber sur leur proie, ils plaçaient de la cire molle au bout de leurs cannes et aux semelles de leurs souliers, et si une pièce de monnaie venait à tomber, ils l'escamotaient aussitôt, et ils se perdaient ensuite dans la foule. D'autres avaient des chiens tellement appris, qu'ils avalaient tout l'or qu'ils rencontraient et en volaient même jusques sur le tapis.

La vie dissipée qu'on mène à Spa et les plaisirs auxquels on s'y livre, et qui rappelent parfois cette antique fête burlesque de l'élection d'un Roi des Bobelins, nom qu'on donnait autrefois aux buveurs d'eau minérale, ont bien souvent favorisé ou contrarié les amours, et plus d'un amant y a trouvé le bonheur ou le désespoir.

En 1774, le comte de S.... qui avait suivi à Spa mademoiselle la comtesse de G.......,son amie, qu'il aimait passionnément, apprit qu'elle était fiancée au Duc de F....... le chagrin violent qu'il en ressentit, lui inspira ces vers touchants qu'il adressa à sa maîtresse infidèle : tout leur ensemble respire la plus tendre mélancolie et exprime combien cette nouvelle l'avait affecté.

LA SOLITUDE.—*ROMANCE.*

Vastes bois, grottes antiques,
Rochers prêts à tomber sur moi,
Et vous, pins mélancoliques,
Vous ne m'inspirez plus d'effroi.
Dans l'horreur de vos ténèbres,
Où mon chagrin me poursuit,
Je me plais aux cris funèbres
Des tristes oiseaux de la nuit.

Hélas! depuis qu'une ingrate
A trahi le plus tendre amour,
Il n'est plus rien qui me flatte,
Et je fuis la clarté du jour.
Je n'aime que la nuit sombre,
Où je rêve à mon malheur;
Dans le silence et dans l'ombre,
Je jouis mieux de ma douleur.

O toi que j'ai tant aimée!
Songes-tu que je t'aime encor?
Et dans ton âme alarmée

Ne sens-tu pas quelque remord?
Viens avec moi, si tu m'aimes,
Habiter dans ces déserts;
Nous y vivrons pour nous-mêmes,
Oubliés de tout l'univers.

Non, j'ai cessé de te plaire,
C'est un crime, il faut m'en punir;
Je veux vivre en solitaire,
Loin de toi je dois me bannir.
Vas embellir par tes charmes
Les lieux dont tu fais l'honneur,
Et ne viens pas voir mes larmes,
Elles troubleraient ton bonheur.

Cette Romance que cet infortuné avait mise en musique et qui fut chantée dans une Société où les amants se trouvaient réunis, fit la plus grande sensation. L'amante infidèle s'évanouit et prouva que les convenances avaient pu seules la séparer de celui qu'elle aimait. La musique en était délicieuse, et elle fut imprimée, distribuée et chantée partout.

Parmi les curiosités qu'offrent les environs de Spa, on doit citer en premier lieu la grotte de Remouchamps qui est éloignée de Spa de trois petites lieues. Cette grotte qui est connue depuis plusieurs siècles, se continuait d'après les découvertes de 1828, sur une longueur de 450 mètres, lorsque le 25 août 1834, le chevalier Hoy, capitaine Anglais, en découvrit une nouvelle sous la première, dont les merveilles font l'admiration de tous les visiteurs. Des salles magnifiques en forme de rotondes, dont les murs sont recouverts d'un enduit qui a tout l'éclat du diamant, partout ornées de draperies, de ciselures et de festons, qui brillent à la lueur des flambeaux d'un éclat merveilleux, des gouffres, des bassins et une multitude de curiosités souterraines présentent le spectacle le plus enchanteur et jettent l'ame dans la plus profonde émotion.

Vis-à-vis de la grotte, on admire le château de Mont-Jardin, bâti au bord de la rivière sur un rocher escarpé, entouré de bois et de jardins pittoresques. A une lieue plus bas, on remarque les masures de l'antique château d'Emblève, connu dans le pays sous le nom de château des quatre fils Aymond. Ce fut entre Aywaille et Esneux que se donna le 18 septembre 1794, la sanglante bataille où les Français vainqueurs repoussèrent les Autrichiens au-delà du Rhin.

La cascade de Coo aussi éloignée de Spa de trois lieues, est encore un objet qui pique la curiosité des étrangers. Cette chute d'eau est de 50 à 60 pieds et est surtout remarquable après les grandes pluies. La route de Spa à Coo est des plus pittoresques et découvre des points de vue magnifiques.

De Coo on peut visiter l'ancienne ville de Stavelot qui n'en est éloignée que d'une petite lieue. C'était le chef-lieu de la principauté du même nom. L'Abbaye de Stavelot avait été fondée l'an 651, par Sigebert, Roi d'Austrasie, aux instances de St.-Remacle, évêque de Tongres: l'Abbé était Prince d'Empire. St.-Remacle se retira dans cette ville où il finit ses jours l'an 666. L'église de Stavelot est d'une belle architecture, on y remarque surtout le tombeau du St. abbé Poppon et la châsse de St.-Remacle. Il y a à Stavelot des tanneries considérables; on en compte soixante, et 2540 fosses à tan.

Malmedy mérite aussi l'attention des étrangers. Sa tannerie est la plus belle de l'Europe. L'église paroissiale est magnifique, et la propriété de Mon-Bijou, dont la situation est charmante, attire chaque année de nombreux visiteurs.

Sur la route de Spa à Malmedy, on voit près du village de Coquaifange les restes d'une levée construite du temps de Charlemagne. Ce petit hameau est aussi nommé l'hopital, à cause que très anciennement il y avait dans ce lieu un grand et fameux hopital dont il y a encore des vestiges et des débris.

Dans ce temps-là, il n'y avait dans tous les environs ni bourg ni village; on n'y trouvait que cette seule maison, située au milieu des bois; tout le pays était inculte et couvert de grandes forêts. Dans cet hopital on sonnait tous les soirs une cloche pour rappeler les voyageurs égarés, et tous ceux qui s'y présentaient, étaient reçus et nourris gratuitement.

Verviers avec ses belles manufactures de draps ne peut manquer d'attirer aussi les étrangers, curieux de voir un endroit dont les produits sont renommés dans toutes les parties du monde. C'est une ville riche et opulente et par son commerce une des plus considérables de la Belgique. Sur la route on peut visiter le château de Franchimont et les superbes jardins de Juslenville.

Les alentours de Spa offrent encore une infinité de sites champêtres et sauvages , de curiosités naturelles, qu'il est impossible de décrire , et que les étrangers qui séjournent quelque temps dans cette petite ville, ne tardent pas à découvrir et ne cessent d'en admirer toute la beauté.

FIN.

TABLE DES MATIÈRES.

www.ingramcontent.com/pod-product-compliance
Ingram Content Group UK Ltd.
Pitfield, Milton Keynes, MK11 3LW, UK
UKHW021130260726
13994UKWH00001B/78